中医四小经典

全|本|全|译|全|注

汤头歌诀

全本全译全注

吴少祯◎译注

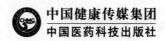

中国健康传媒集团

中国医药科技出版社

内容提要

　　《汤头歌诀》是清代医家汪昂编著的一本中医普及读物，以七言歌诀形式推广方剂，朗朗上口，好学易记，是学习方剂最有影响的通俗入门读物。本书在忠实著作原文的基础上，对原文进行注音、注释和白话解，其中白话解通俗易懂，在词义、句式、词序上与经文相互对应；对于文中出现的冷僻费解或具有特定含义的字词、术语等内容，添加了注音和注释。此外，本书采用了原文和白话解左右对应的排版形式，便于读者更直观地阅读学习。本书是《汤头歌诀》的通俗性读本，适合中医药院校学生、中医药从业者及广大中医药爱好者阅读。

图书在版编目（CIP）数据

汤头歌诀全本全译全注/吴少祯译注.—北京：中国医药科技出版社，2021.8

（中医四小经典全本全译全注）

ISBN 978-7-5214-2608-3

Ⅰ.①汤…　Ⅱ.①吴…　Ⅲ.①方歌–中国–清代 ②《汤头歌诀》–译文 ③《汤头歌诀》–注释　Ⅳ.①R289.4

中国版本图书馆CIP数据核字（2021）第125151号

美术编辑	陈君杞
版式设计	友全图文

出版　**中国健康传媒集团** | 中国医药科技出版社

地址　北京市海淀区文慧园北路甲22号

邮编　100082

电话　发行：010-62227427　邮购：010-62236938

网址　www.cmstp.com

规格　787×1092 mm $\frac{1}{16}$

印张　7 $\frac{3}{4}$

字数　155千字

版次　2021年8月第1版

印次　2023年8月第2次印刷

印刷　三河市百盛印装有限公司

经销　全国各地新华书店

书号　ISBN 978-7-5214-2608-3

定价　**29.00元**

获取新书信息、投稿、为图书纠错，请扫码联系我们。

出版者的话

中医学是中国优秀文化的重要组成部分，传承发展中医药事业是适应时代发展要求的历史使命。中医古籍经典是中医药学发展的根基，中医临床则是其长久发展的核心力量。传承中医，要从读经典入手，文以载道，"自古医家出经典"，中医传统思维尽在于医籍，因此经典要读。

《汤头歌诀》《医学三字经》《药性歌括四百味》《濒湖脉学》并称为中医学四小经典著作，几千年来在中医界有着崇高的地位，是后世所有医书所不能取代的，备受历代医家重视，也是现今中医学者必读的经典著作。

由于经典著作成书较早，文字古奥，语句艰深，为了让现代读者更好地古为今用、理解其核心要义，我社组织出版了"中医四小经典全本全译全注"丛书。本套丛书分为《汤头歌诀全本全译全注》《医学三字经全本全译全注》《药性歌括四百味全本全译全注》《濒湖脉学全本全译全注》4个分册。各分册主要包括原文、白话解、注音、注释等内容。其中原文选择公认的善本为蓝本；白话解通俗易懂，在词义、句式、词序上与经文相互对应；对于文中出现的冷僻费解或具有特定含义的字词、术语等内容，进行了必要的注音和注释。此外，为方便读者诵读学习，特将本套丛书设计为原文和白话解左右对应的排版形式，行格舒朗，层次分明。

本次整理，力求原文准确，遴选精善底本，若底本与校本有文字存疑之处，择善而从。整理原则如下。

（1）全书采用简体横排，加用标点符号。底本中的繁体字、异体字径改为规范简体字，古字以今字律齐。凡古籍中所见"右药""右件"等字样中，"右"均改为"上"。

（2）凡底本、校本中有明显的错字、讹字，经校勘无误后予以径改，不再出注。

（3）古籍中出现的中医专用名词术语规范为现通用名。如"藏府"改为"脏腑"，"旋复花"改为"旋覆花"等。

（4）凡方药中涉及国家禁猎及保护动物（如虎骨、羚羊角等）之处，为保持古

1

籍原貌，未予改动。但在临床应用时，应使用相关代用品。

希望本丛书的出版，能够为诵读医籍经典、切于临床实用提供强有力的支持，为培养中医临床人才贡献一份力量。在此过程中，由于编者的知识和水平有限，疏漏之处在所难免，敬请广大读者提出宝贵意见，以便今后修订改进。

中国医药科技出版社
2021年5月

前 言

　　清代汪昂之《汤头歌诀》，选方206首，将方剂与诗歌融为一体，以朗朗上口的形式将方剂组成、功用、主治等重要内容高度凝练，临床即可信手拈来，方便实用，历来为广大中医爱好者所推崇和喜爱。

　　然《汤头歌诀》原书为诗歌文体，原注亦为古文，文辞不免过于简单概括，亦有晦涩难懂之处，这给现代读者阅读和学习造成了一定困难，如若不能正确理解《汤头歌诀》中的主旨思想，则势必影响读者对方剂的掌握和驾驭，进而影响中医药的临床疗效。因此，为了更好地古为今用，本书在忠实著作原文的基础上，对原文进行注音、注释和白话解，其中白话解采用意译和直译相结合的方式，语言通俗易懂，在词义、句式、词序上与经文相互对应；对于文中出现的冷僻费解或具有特定含义的字词、术语等内容，添加了注音和注释，以帮助读者理解其核心要义。同时，本书采用了原文和白话解左右对应的排版形式，便于读者更直观地阅读学习。此外，本书按照方剂分类，纲举目张，条理分明，有益于读者掌握本类方剂的组方特点和运用规律。

　　在本书的编写过程中，编者查阅了大量文献资料，力求做到原文准确，以期忠实地阐释《汤头歌诀》的主旨内容，最大限度地为读者阅读、理解、掌握、运用方剂提供帮助。

　　期待本书能对中医药院校学生、中医药从业者及中医药爱好者学习了解中医药有所裨益。由于编者水平所限，疏漏之处在所难免，欢迎广大读者提出宝贵意见，以便今后修订改进。

编　者

2021年5月

目 录

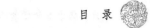

补益之剂

十首　附方七

四君子汤_{助阳补气}

四君子^[1]汤（《局方》）中和义，参（shēn）术（zhú）茯苓甘草比^[2]。人参、白术、茯苓各二钱，甘草一钱，气味中和，故名君子。益以夏陈半夏、陈皮名六君，汤。祛痰补气阳虚饵（ěr）^[3]。二陈除痰，四君补气，脾弱阳虚宜之。除却半夏名异功，散，钱氏。或^[4]加香砂（shā）胃寒使^[5]。加木香、砂仁，行气温中，名香砂六君汤。

四君子汤作用平和，由人参、白术、茯苓、炙甘草四味药组成，有益气健脾之功用，主治脾胃气虚证。四君子汤加半夏、陈皮，则名六君子汤，服食既可补气助阳，又有祛痰健脾之功，主治脾胃气虚兼痰湿证。六君子汤去半夏名为"异功散"，有健脾益气、理气和胃之功，主治脾胃虚弱证。六君子汤加木香、砂仁，则为香砂六君子汤，有健脾和胃、理气止痛之功，主治脾胃气虚、寒湿气滞证。

升阳益胃汤_{升阳益胃}

升阳益胃汤，东垣参术芪（qí），黄连半夏草陈皮。苓泻防风羌（qiāng）独活，柴胡白芍（sháo）枣姜随。黄芪二两，人参、半夏、炙甘草各一钱，羌活、独活、防风、白芍（炒）各五钱，陈皮四钱，白术、茯苓、泽泻、

升阳益胃汤由人参、白术、黄芪、黄连、半夏、炙甘草、陈皮、茯苓、泽泻、防风、羌活、独活、柴胡、白芍组成，加姜、枣水煎服而成。其有健脾益气，升阳祛湿之功，主治脾胃气虚兼

---

[1] 四君子：君子，古代泛指才德出众的人。四君子，本方中的人参、白术、茯苓、炙甘草四味药性味平和，常作补气之品，故称"四君子"。

[2] 比：等同，相同。

[3] 饵：服食。

[4] 或：若，如果。

[5] 使：使用。

1

柴胡各三钱，黄连二钱。每服三钱，加姜、枣煎。六君子助阳，补脾除痰；重用黄芪补气固胃；柴胡、羌活除湿升阳；泽泻、茯苓泻热降浊。加芍药和血敛阴，少佐黄连以退阴火。

　　按：东垣治疗首重脾胃，而益胃又以升阳为先，故每用补中、上升下渗之药。此方补中有散，发中有收，脾胃诸方多从此仿也。

湿证。

黄芪鳖甲散_{劳热}

　　黄芪鳖（biē）甲散，罗谦甫地骨皮，艽（jiāo）菀（wǎn）参苓柴半知。地黄芍药天冬桂，甘桔（jié）桑皮劳热[1]宜。治虚劳[2]骨蒸[3]，晡（bū）热[4]咳嗽，食少盗汗。黄芪、鳖甲、天冬各五钱，地骨皮、秦艽、茯苓、柴胡各三钱，紫菀、半夏、知母、生地、白芍、桑皮、炙（zhì）草各二钱半，人参、肉桂、桔梗各钱半。每服一两，加姜煎。鳖甲、天冬、知、芍补水养阴；参、芪、桂、苓、甘草固卫助阳；桑、桔泻肺热，菀、夏理痰嗽；艽、柴、地骨退热升阳。为表里气血交补之剂。

黄芪鳖甲散由黄芪、鳖甲、地骨皮、秦艽、紫菀、人参、茯苓、柴胡、半夏、知母、生地黄、白芍、天冬、肉桂、炙甘草、桔梗、桑白皮组成，有益气阴、清虚热之功，主治气阴两虚、虚劳内热证。

秦艽鳖甲散_{风劳}

　　秦艽鳖甲散治风劳[5]，地骨柴胡及青蒿（hāo）。当归知母乌梅合，止嗽除蒸[6]敛[7]汗高。鳖甲、地

秦艽鳖甲散用来治疗风劳病。此方由鳖甲、秦艽、地骨皮、柴胡、青蒿、当归、知母和

---

　　[1]劳热：指各种慢性消耗性疾病中出现的发热现象，如五劳七伤所产生的虚热。因中气不足，肺气虚弱，稍事劳累，即出现低热的症状。

　　[2]虚劳：中医病证名，又称"虚损"，以五脏虚证为主要临床表现的多种慢性虚弱证候的总称。

　　[3]骨蒸：虚热的一种。骨，表深层，蒸，熏蒸。阴虚潮热的热气自深层透发而出，故称"骨蒸"。

　　[4]晡热：晡，申时，即午后三点至五点。晡热，又称"日晡潮热"，指午后发热明显。

　　[5]风劳：虚劳病复受风邪，以致内传化热，消耗气血，日久成劳。

　　[6]蒸：熏蒸。

　　[7]敛：收藏。

骨皮、柴胡各一两，青蒿五钱，秦艽、当归、知母各五钱，乌梅五钱。治略同前，汗多倍黄芪。此方加青蒿、乌梅，皆敛汗退蒸之义。

乌梅组成，有滋阴养血、清热除蒸之功，主治阴虚内热之风劳病。

秦艽扶羸汤_{肺劳}

秦艽扶羸（léi）^[1]汤，《直指》鳖甲柴，地骨当归紫菀偕（xié）^[2]。半夏人参兼炙草，肺劳^[3]蒸嗽服之谐（xié）^[4]。治肺痿（wěi）^[5]骨蒸，劳嗽声嗄（shà）^[6]，自汗体倦。柴胡二钱，秦艽、鳖甲、地骨皮、当归、人参各钱半，紫菀、半夏、甘草炙各一钱，加姜、枣煎。

按：黄芪鳖甲散，盖本此方，除当归加余药，透肌解热，柴胡、秦艽、干葛为要剂，故骨蒸方中多用之。此方虽表里交治，而以柴胡为君。

秦艽扶羸汤由秦艽、炙鳖甲、柴胡、地骨皮、当归、紫菀、半夏、人参、炙甘草组成，有清虚热、止劳嗽之功，主治肺劳。肺伤内热、肺燥劳嗽之人服用极为合适。

紫菀汤_{劳热久嗽}

紫菀汤海藏中知贝母，参苓五味阿（ē）胶偶。再加甘桔治肺伤^[7]，咳血吐痰劳热久。治肺伤气极，劳热咳嗽，吐痰吐血，肺痿肺痈（yōng）^[8]。紫菀、知母、象贝、阿胶各二钱，人参、茯苓、甘草、桔梗各五分，五味

紫菀汤由紫菀、知母、贝母、人参、茯苓、五味子、阿胶、甘草、桔梗组成，有润肺化痰、清热止嗽之功，主治肺气大伤，阴虚火旺证，症见久嗽不止，咳血吐痰，少气懒言，胸胁

[1]羸：瘦弱。

[2]偕：一同。

[3]肺劳：五劳之一。由于肺气损伤所致，主要症状有咳嗽、胸满、背痛、怕冷、面容瘦削无华、皮毛枯槁等。

[4]谐：和谐。指妥当、合适。

[5]肺痿：中医病名。指肺叶痿弱不用，临床以咳吐浊涎沫为症状，为肺脏的慢性虚损性疾病。

[6]嗄：嗓音嘶哑。

[7]肺伤：病证名。肺脏伤损的疾患。症见咳血、少气、咳嗽、鼻鸣等。

[8]肺痈：病名。肺部发生的痈疡。症见发热振寒、咳嗽、胸痛，甚则咳喘不得平卧，吐出腥臭脓性黏痰，或咳吐脓血等。

十二粒，一方加莲肉。以保肺止嗽为君，故用阿胶、五味；以清火化痰为臣，故用知母、贝母；佐以参、苓、甘草，扶土以生金；使以桔梗，上浮而利膈。

逆满，以及肺痿变成肺痈。

百合固金汤肺伤咳血

百合固金汤，赵蕺（jí）庵二地黄，玄参贝母桔甘藏。麦冬芍药当归配，喘咳痰血肺家伤。生地二钱，熟地三钱，麦冬钱半，贝母、百合、当归、芍药、甘草各一钱，玄参、桔梗各八分。火旺则金伤，故以玄参、二地助肾滋水；麦冬、百合保肺安神，芍药、当归平肝养血，甘桔、贝母清金化痰，皆以甘草培本，不欲以苦寒伤生发之气也。

百合固金汤由百合、生地黄、熟地黄、玄参、贝母、桔梗、甘草，再配以麦冬、芍药、当归组成，有养阴清热、润肺化痰之功，主治肺肾阴亏、虚火上炎证。

补肺阿胶散止嗽生津

补肺阿胶散，钱氏马兜（dōu）铃，鼠粘（zhān）甘草杏糯停。肺虚火盛人当服，顺气生津嗽哽（gěng）[1]宁。阿胶两半，马兜铃焙、鼠粘子炒、甘草炙、糯米各一两，杏仁七钱。牛蒡（bàng）利膈滑痰，杏仁降气润嗽。李时珍曰：马兜铃非取补肺，取其清热降气，肺自安也。其中阿胶、糯米乃补肺之圣药。

补肺阿胶散由阿胶、马兜铃、鼠粘子（牛蒡子）、甘草、杏仁、糯米组成。其功用为养阴补肺，清热止咳。主治小儿咳喘之肺虚有热证。

小建中汤温中散寒

小建中汤仲景芍药多，即桂枝加芍药汤，再加饴糖，名建中。桂姜甘草大枣和。更加饴糖补中脏，虚劳腹冷服之瘥（chài）[2]。芍药六两，桂枝、生姜各三两，甘

小建中汤芍药分量比较多，还要配上桂枝、生姜、炙甘草、大枣、饴糖，可补脾益气，虚劳里急、腹冷腹痛之人服用即愈。

---

[1] 哽：堵塞。
[2] 瘥：病愈，痊愈。

4

草一两，枣十二枚，饴糖一升。增入黄芪名亦尔[1]，加黄芪两半，名黄芪建中汤。《金匮》。若除饴糖，则名黄芪五物汤，不名建中矣。今人用建中者，绝不用饴糖，何哉？表虚[2]身痛效无过。又有建中十四味，阴斑[3]劳损起[4]沉疴（kē）[5]。亦有阴证发斑者，淡红隐隐散见肌表，此寒伏于下，逼其无根之火熏肺而然，若服寒药立毙。十全大补加附（fù）子，麦夏苁（cōng）蓉仔细哦。即十全大补汤加附子、麦冬、半夏、肉苁蓉，名十四味建中汤。十四味除茯苓、白术、麦冬、川芎、熟地、肉苁蓉，名八味大建中汤。治同。

此方若加上黄芪名字也叫小建中汤（黄芪建中汤），治疗虚劳身痛没有超过它的。还有十四味建中汤，能够治愈阴证发斑、劳损等顽疾。十全大补汤还要加上附子、麦冬、半夏、肉苁蓉仔细运用。

益气聪明汤 聪耳明目

益气聪明汤东垣蔓荆（jīng），升葛参芪黄柏（bò）[6]并。再加芍药炙甘草，耳聋目障服之清。参、芪各五钱，蔓荆子、葛根各三钱，黄柏、白芍各二钱，升麻钱半，炙草一钱，每服四钱。人之中气不足，清阳不升，则耳目不聪明。蔓荆、升、葛，升其清气；参、芪、甘草，补其中气，而以芍药平肝木，黄柏滋肾水也。

益气聪明汤由蔓荆子、升麻、葛根、人参、黄芪、黄柏、白芍、炙甘草组成，有补中益气、助升清阳之功，主治目疾之中气不足，清阳不升证。耳鸣耳聋、目内生障之人服用即可耳聪目明。

---

[1] 尔：这。

[2] 表虚：病证名。属表证。指卫外阳气不足，腠理不固，营阴不能内守所出现的证候。

[3] 阴斑：病证名。又名"阴证发斑"。由于体虚内有伏寒，或误服寒凉药等，致阴寒内盛，格阳于外而成。

[4] 起：使之痊愈。

[5] 沉疴：疴，病。沉疴，顽疾。

[6] 黄柏：即黄檗。树名。落叶乔木，茎皮可入药。

发表之剂

十四首　附方八

麻黄汤_{寒伤营无汗}

麻黄汤仲景中用桂枝，杏仁甘草四般施[1]。发热恶寒头项痛，伤寒服此汗淋漓。麻黄（去节）三两，桂枝二两，杏仁七十枚去皮尖，甘草炙一两。伤寒太阳表证无汗，用此发之。麻黄善发汗，恐其力猛，故以桂枝监[2]之，甘草和之，不令大发也。

按：桂、麻二汤虽治太阳证，而先正[3]每云皆肺药，以伤寒必自皮入，而桂、麻又入肺经也。

> 麻黄汤由麻黄、桂枝、杏仁、炙甘草四味药物组成，恶寒发热、头痛身疼、无汗而喘之人服之最为适宜。

桂枝汤_{寒伤卫有汗}

桂枝汤仲景治太阳风，芍药甘草姜枣同。桂枝、芍药、生姜各三钱，炙草三两，大枣十二枚。治太阳中风有汗，用此解肌，以和营卫[4]，中犹伤也。仲景《伤寒论》通用。桂麻相合名各半，汤。太阳如疟[5]此为功[6]。热多寒

> 桂枝汤由桂枝、芍药、炙甘草、生姜、大枣组成，有解肌发表、调和营卫之功，主治外感风寒表虚证。桂枝汤与麻黄汤相合名为"桂枝麻黄各半汤"，有发汗解表、调和营卫之功，主治太阳病，如疟状。外感风寒、热多寒少如疟状者用此方有功效。

---

[1] 四般施：此处指符合"伤寒表实无汗"临床表现的就适宜四位药材都施用。

[2] 监：监制。此处指消除或和缓麻黄过猛的药性。

[3] 先正：前代的贤人。

[4] 营卫：血气之作用。

[5] 如疟：病证名。症见寒热往来，似疟非疟。

[6] 功：功效，成效。

少，如疟状者，宜之。

大青龙汤_{风寒两解}

大青龙汤仲景桂麻黄，杏草石膏（gāo）姜枣藏。麻黄六两，桂枝、炙草各三两，杏仁四十枚，石膏鸡子大，生姜三两，大枣十二枚。太阳无汗兼烦躁，烦为阳、为风，躁为阴、为寒。必太阳证兼烦躁者，方可用之。以杏、草佐麻黄发表，以姜、枣佐桂枝解肌，石膏质重泻火，气轻亦达肌表。义取青龙者，龙兴而云升雨降，郁热顿[1]除，烦躁乃解也。若少阴烦躁，而误服此则逆。风寒两解此为良。麻黄汤治寒，桂枝汤治风，大青龙兼风寒而两解之。陶节庵曰：此汤险峻，今人罕[2]用。

大青龙汤由桂枝、麻黄、杏仁、炙甘草、石膏、生姜、大枣组成，有发汗解表、清热除烦之功用，主治外感风寒，郁而化热证。

小青龙汤_{太阳行水发汗}

小青龙汤仲景治水气，喘咳呕哕（yuě）[3]渴利慰[4]。太阳表证未解，心下有水气者用之。或喘或咳，或呕或哕，或渴或利，或短气，或小便闭，皆水气内积所致。姜桂麻黄芍药甘，细辛半夏兼五味。干姜、麻黄、桂枝、芍药（酒炒）、炙草、细辛各二两，半夏、五味子各半升。桂枝解表，使水从汗泄；芍药敛肺，以收喘咳；姜、夏、细辛润肾行水，以止渴呕，亦表里分消之意。

小青龙汤由干姜、桂枝、麻黄、芍药、炙甘草、细辛、半夏加五味子组成。其有解表散寒、温肺化饮之功用，主治外寒内饮证，对喘咳、呕吐、头面四肢浮肿有极好疗效。

---

[1] 顿：顿时，立刻。
[2] 罕：稀少，少。
[3] 呕哕：呕吐。
[4] 慰：安也。

葛根汤 太阳无汗恶风

葛根汤仲景内麻黄襄（xiāng）[1]，二味加入桂枝汤。桂枝、芍药、炙草各二两，姜三两，枣十二枚，此桂枝汤也，加葛根四两，麻黄三两。轻可去实因无汗，中风表实，故汗不得出。《十剂》曰：轻可去实，葛根、麻黄之属是也。有汗加葛无麻黄。名桂枝加葛根汤，仲景治太阳有汗恶风。

葛根汤即由桂枝汤加麻黄、葛根两味药而成，有发汗解表、濡润筋脉之功用，主治外感风寒，筋脉失养证。葛根、麻黄辅助轻清升散，以祛除外感风寒无汗之证，若有汗者则只加入葛根而去掉麻黄。

升麻葛根汤 阳明升散

升麻葛根汤钱氏，钱乙。再加芍药甘草是。升麻三钱，葛根、芍药各二钱，炙草一钱。轻可去实，辛能达表，故用升麻发散阳明表邪。阳邪盛则阴气虚，故加芍药敛阴和血。升麻、甘草升阳解毒，故亦治时疫。阳明发热与头疼，无汗恶寒均堪倚（yǐ）[2]。及目痛、鼻干、不得卧等症。亦治时疫[3]与阳斑[4]，痘疹已出慎勿使。恐升散重虚其表也。

升麻葛根汤是钱乙创制，由升麻、葛根加芍药、甘草组成。其有解肌透疹之功用，主治麻疹初起。阳明发热与头疼，无汗恶寒的患者都可依赖它。其也用来治疗阳斑、发疹及时疫初起，若痘疹已透者当谨慎勿用此方。

九味羌活汤 解表通剂

九味羌活汤，张元素用防风，细辛苍芷（zhǐ）与川芎。黄芩（qín）生地同甘草，三阳[5]解表益姜

九味羌活汤由羌活、防风、细辛、苍术、白芷、川芎、黄芩、生地黄、甘草加上生姜和葱白组成，其功用为发汗祛湿，兼

---

[1] 襄：辅助。

[2] 倚：依赖。

[3] 时疫：一时流行的传染病。

[4] 阳斑：外感热病所见实热性发斑，又名阳证发斑。由邪热熏灼营血所致，症见斑出红赤如锦纹，发热烦渴，舌红苔黄。

[5] 三阳：指太阳、阳明、少阳之证。

葱。羌活、防风、苍术各钱半，白芷、川芎、黄芩、生地、甘草各一钱，细辛五分，加生姜、葱白煎。阴虚[1]气弱[2]人禁用，加减临时再变通。洁古制此汤，以代麻黄、桂枝、青龙各半等汤。用羌、防、苍、细、芎、芷，各走一经，祛风散寒，为诸路之应兵。加黄芩泄气分之热，生地泄血中之热，甘草以调和诸药。然黄芩、生地寒滞[3]，未可概施，用时宜审[4]。

清里热，主治外感风寒湿邪，里有蕴热证。阴虚气弱之人禁用此方，使用此方须根据病情灵活变通。

十神汤 时行感冒

十神汤《局方》里葛升麻，陈草芎苏白芷加。麻黄赤芍兼香附，时行[5]瘟疫感冒效堪夸。葛根、升麻、陈皮、甘草、川芎、白芷、紫苏、麻黄、赤芍、香附等份，加姜、葱煎，治风寒两感，头痛发热，无汗恶寒，咳嗽鼻塞。芎、麻、升、葛、苏、芷、香附，辛香利气，发表散寒。加芍药者，敛[6]阴气于发汗之中；加甘草者，和阳气于疏利[7]之队也。吴绶曰：此方用升麻、干葛，能解阳明瘟疫时气。若太阳伤寒发热用之，则引邪入阳明，传变[8]发斑矣，慎[9]之！

十神汤由葛根、升麻，加上陈皮、炙甘草、川芎、紫苏、白芷，还有麻黄、赤芍、香附组成。其功用为疏风散寒、理气和中，主治外感风寒，内有气滞证。其治疗瘟疫感冒的疗效值得夸赞。

---

[1]阴虚：中医术语。由于阴液不足，不能滋润，不能制阴引起的一系列病理变化及证候。

[2]气弱：气息微弱。

[3]寒滞：性寒滞腻。

[4]审：悉也。知道，知悉，察知。

[5]时行：当时流行的。

[6]敛：收集，聚拢。

[7]疏利：亦作"疎利"，意为疏泄。

[8]传变：中医学中病邪或病变的传移、演变。又称"传化"。

[9]慎：小心、谨慎。

神术散 散风寒湿

神术散《局方》用甘草苍，细辛藁（gǎo）本芎芷羌。苍术（zhú）二两，炙草、细辛、藁本、白芷、川芎、羌活各一两，每服四钱，生姜、葱白煎。各走一经祛风湿，太阴苍术，少阴细辛，厥阴、少阳川芎，太阳羌活、藁本，阳明白芷。此方与九味羌活汤意同，加藁本，除黄芩、生地、防风，较羌活汤更稳。风寒泄泻总堪[1]尝。太无[2]神术散，太无，丹溪之师即平胃散，加入菖蒲与藿香。陈皮为君二钱，苍术、厚朴各一钱，炙草、菖蒲、藿香各钱半，治岚瘴、瘟疫时气。海藏[3]神术散苍防草，太阳无汗代麻黄。苍术、防风各二两，炙草一两，用代仲景麻黄汤，治太阳伤寒无汗。若以白术易苍术，太阳[4]有汗此方良。名白术汤，用代桂枝汤，治太阳伤风有汗。二术主治略同，特有止汗、发汗之异。

神术散由炙甘草、苍术、细辛、藁本、川芎、白芷、羌活组成，有散寒祛湿之功用，主治外感风寒湿证、大便泄泻。太无神术散（《医方考》）加入了菖蒲和藿香，能祛湿解表、理气和中，主治时行不正之气引起的憎寒壮热，周身疼痛，或头面轻度浮肿。海藏神术散（《阴证略例》）由苍术、防风、炙甘草组成，能散寒祛湿，治疗内伤冷饮、外感寒邪、恶寒无汗，可用来代替麻黄汤。若将上方中的苍术用白术替换，则名为"白术汤"，治疗内伤饮冷、外感风邪、发热有汗之证。

麻黄附子细辛汤 少阴表证

麻黄附子细辛汤，仲景。发表[5]温经两法彰[6]。麻黄、细辛各二两，附子一枚炮。麻黄发太阳之汗，附子温少阴之经，细辛为肾经表药，联属其间。若非表里相兼治，少阴[7]反热曷（hé）[8]能康。少阴证，脉沉属里，当无热，今反发热，为太阳表证未除。

麻黄附子细辛汤由麻黄、附子、细辛组成，有助阳解表之功用，主治少阴病始得之，反发热，脉沉者。其中麻黄、附子两味药发表温经的效果相当显著。若不是表里兼治，少阴病反而发

---

[1] 堪：能。

[2] 太无：即罗知悌。字子敬（一说字敬夫），号太无，世称太无先生。

[3] 海藏：即王好古。名好古，字进之，号海藏。

[4] 太阳：经脉名称。

[5] 发表：发散表邪。

[6] 彰：显著，明显。

[7] 少阴：此处指少阴病，六经病之一，指以心肾两脏虚衰为特征的病变。

[8] 曷：何时。

热何时能够康复呢?

人参败毒散 暑湿热时行

人参败毒散茯苓草，活人毒即湿热也。枳（zhǐ）桔柴前羌独芎。薄荷少许姜三片，四时感冒有奇功。人参、茯苓、枳壳、桔梗、柴胡、前胡、羌活、独活、川芎各一两，甘草五钱，每服二两，加薄荷、生姜煎。羌活理太阳游风，独活理少阴[1]伏风，兼能去湿除痛，川芎、柴胡和血[2]升清[3]，枳壳、前胡行痰降气，甘、桔、参、苓清肺强胃，辅正匡（kuāng）[4]邪也。喻嘉言曰：暑、湿、热三气门中，推此方为第一。俗医减却人参，曾与他方有别耶？去参名为败毒散，加入消风散，见风门治亦同。合消风散，名消风败毒散。

人参败毒散由人参、茯苓、甘草、枳壳、桔梗、柴胡、前胡、羌活、独活、川芎组成，加入少许薄荷、三片生姜煎煮而成，有发汗祛湿，益气解表之功用，主治气虚外感风寒湿证。其治疗四时感冒有奇特功效。人参败毒散减去人参名为"败毒散"，加入消风散名为"消风败毒散"，其主治基本相同。

再造散 阳虚不能作汗

再造散节庵用参芪甘，桂附羌防芎芍参。细辛加枣煨（wēi）姜煎，阳虚[5]无汗法当谙（ān）[6]。人参、黄芪、甘草、川芎、白芍（酒炒）、羌活、防风、桂枝、附子（炮）、细辛（煨）、姜、大枣煎。以参、芪、甘、姜、桂、附大补其阳，羌、防、芎、细散寒发表。加芍药者，于阳中敛阴，散中有收也。陶节庵曰：发热头痛，恶寒无汗，服汗剂汗不出者，为阳虚不能作汗者，名无汗证。庸医不识，

再造散用人参、黄芪、甘草、桂枝、熟附子、羌活、防风、川芎、芍药、细辛，加大枣、煨生姜煎煮而成。其有解表散寒、助阳益气之功用，主治阳虚外感风寒证。治疗阳虚无汗，此法当熟用。

---

[1]少阴：中医学经脉名。分手少阴经和足少阴经。

[2]和血：调和血气。

[3]升清：水谷精微等营养物质的吸收和上输于心、肺、头目，通过心肺的作用化出气血，以营养全身。

[4]匡：纠正。

[5]阳虚：中医名词。指机体阳气虚衰，机能减退或衰弱，代谢活动减退，机体反应性低下，阳热不足的病理现象。

[6]谙：熟悉。

不论时令，遂[1]以[2]升麻重剂[3]劫取[4]其汗，误人[5]死者多矣。又曰：人第[6]知参、芪能止汗，而不知其能发汗，以在表药队中，则助表药而解散也。

麻黄人参芍药汤 内感虚寒

麻黄人参芍药汤，东垣。桂枝五味麦冬襄（xiāng）[7]。归芪甘草汗兼补，虚人[8]外感服之康。麻黄、芍药、黄芪、当归、甘草（炙）各一钱，人参、麦冬各三分，桂枝五分，五味五粒。东垣治一人内蕴虚热[9]，外感大寒而吐血，法[10]仲景麻黄汤，加补剂制此方，一服而愈。原解曰：麻黄散外寒，桂枝补表虚，黄芪实表益卫，人参益气固表，麦冬、五味保肺气，甘草补脾，芍药安太阴[11]，当归和血养血。

麻黄人参芍药汤由麻黄、人参、芍药等组成，有散寒解表、益气养血之功，主治脾胃虚弱，外感风寒证。其中桂枝、五味子、麦冬辅助药性，当归、黄芪、炙甘草诸药相合外散表邪、益气养血，气血亏虚、外感风寒之人服用身体便恢复安康。

神白散 一切风寒

神白散《卫生家宝》用白芷甘，姜葱淡豉（chǐ）与相参（cān）。白芷一两，甘草五钱，淡豉五十粒，姜三片，葱白三寸，煎服取汗。一切风寒皆可服，妇人鸡犬

神白散由白芷、甘草、生姜、葱白、淡豆豉组成，能解表散寒，主治外感风寒轻证。一切外感风寒皆可服用。《肘后备急方》所载葱豉汤，由葱白、淡豆

---

[1] 遂：就，于是。

[2] 以：用，拿。

[3] 重剂：方剂学名词。指药力较峻猛的方剂。

[4] 劫取：逼使。

[5] 误人：贻害于人。

[6] 第：只，仅仅。

[7] 襄：辅助。

[8] 虚人：体质虚弱的人。

[9] 虚热：病证名。脏腑失调、虚弱而生内热、内热进而化为虚火。一般分阴虚火旺和气虚火旺两种。

[10] 法：效法。

[11] 太阴：此处指太阴病。六经病之一。以脾脏的虚、寒、湿为特点，症见腹满而吐、下利、食不下、腹痛。

忌窥探[1]。煎要至诚，服乃有效。**肘后单煎葱白豉，葱一握，豉一升，名葱豉汤。用代麻黄汤功不惭。**伤寒初觉头痛身热，便宜（biàn yí）[2]服之，可代麻黄汤。

豉水煎而成，有发汗解表之功用，主治伤寒初起轻证，用来代替麻黄汤功效也不差。

---

[1] 歌中"妇人鸡犬忌窥探"一句，属旧时对妇女的蔑视，为无稽之谈。

[2] 便宜：方便，可自行处理。

攻里之剂

七首　附方四

大承气汤 胃腑三焦大热大实

大承气汤仲景用芒硝，枳（zhǐ）实厚朴（pò）大黄饶[1]。大黄四两（酒洗），芒硝三合，厚朴八两，枳实五枚。救阴泄热功偏擅[2]，急下[3]阳明[4]有数条。大黄治大实，芒硝治大燥大坚，二味治无形血药；厚朴治大满，枳实治痞（pǐ），二味治有形气药。热毒传入阳明胃腑，痞、满、燥、实全见，杂症、三焦实热，并须以此下[5]之。胃为水谷之海，土为万物之母。四旁有病，皆能传入胃，已入胃腑则不复传他经矣。陶节庵曰：伤寒热邪传里，须看热气浅深用药，大承气最紧，小承气次之，调胃[6]又次之，大柴胡又次之。盖恐硝性燥急，故不轻用。

大承气汤由芒硝、枳实、厚朴、大黄组成，能峻下热结，以救阴液、泄热邪功效擅长，主治阳明腑实证。《伤寒论》有数条"急下存阴"的记载讲此用法。

小承气汤 胃腑实满

小承气汤仲景朴实黄，大黄四两，厚朴二两（姜炒），

小承气汤由厚朴、枳实、大

---

[1] 饶：丰富，多。

[2] 偏擅：特长，擅长。

[3] 急下：急须应用下法。

[4] 阳明：中医经脉名称，包括手阳明大肠经、足阳明胃经。此处指阳明病。伤寒六经病之一。为阳气亢盛，邪从热化最盛的极期阶段的伤寒。证候性质属里实热。

[5] 下：治法。引导攻下之法。

[6] 调胃：调理胃气。

枳实三枚（麸炒）。谵（zhān）狂[1]痞鞭（pǐ yìng）[2]硬上焦强。热在上焦则满，在中焦则鞭，胃有燥粪则谵语，不用芒硝者，恐伤下焦真阴也。益以羌活名三化，汤。中风闭实可消[3]详[4]。用承气治二便，加羌活治风，中风体实者可偶用。然涉虚者多不可轻投。

黄组成，有轻下热结之动，可治疗谵语潮热、脘腹痞满之证。本方加上羌活名为三化汤（《活法机要》），有通便散风之功，主治类中风外无表证、内有二便不通者，但应当详细辨别，体壮之人方可使用。

调胃承气汤 胃实缓攻

调胃承气汤，仲景硝黄草，大黄酒浸、芒硝各一两，甘草（炙）五钱。甘缓微和[5]将胃保。用甘草甘以缓之，微和胃气，勿令大泄下。不用朴实伤上焦[6]，不用厚朴、枳实，恐伤上焦氤氲（yīn yūn）[7]之气也。中焦[8]燥实服之好。

调胃承气汤由芒硝、大黄、炙甘草组成，能缓下热结，主治阳明腑实证。其中甘草性味缓和，既可调和药性，又可保护胃气。不用厚朴、枳实，避免损伤上焦，只见燥实而无痞满之人服用此方疗效最好。

木香槟榔丸 一切实积

木香槟榔丸，张子和青陈皮，枳壳柏（bò）连棱术随。大黄黑丑兼香附，芒硝水丸量服之。一切实积能推荡[9]，泻痢[10]食疟[11]用咸宜[12]。木香、槟榔、青皮（醋炒）、陈皮（壳炒）、黄柏（酒炒）、黄连、吴茱萸

木香槟榔丸由木香、槟榔、青皮、陈皮、三棱、莪术、枳壳、黄柏、黄连，加上大黄、牵牛和香附子组成。其有攻积泄热，行气导滞之功，主治湿热，痢疾、食积证。用芒硝做成

[1] 谵狂：因内热过盛或痰火内扰等原因，以致胡言乱语、情绪失常，或有骚动不宁的症状。

[2] 痞鞭：鞭，同"硬"。痞鞭，指痞塞硬满，自觉有物梗阻。

[3] 消：消除、消失。

[4] 详：审慎。

[5] 和：调和（药性）。

[6] 上焦：三焦的上部，从咽喉至胸膈部分。

[7] 氤氲：阴阳二气交合的状态。

[8] 中焦：三焦的中部，指上腹部分。

[9] 推荡：推动、振荡。

[10] 泻痢：下痢、痢疾。

[11] 食疟：因饮食不节，损伤胃气致疟疾而见善饥不能食，食后支满腹痛者。又称胃疟。

[12] 咸宜：一切都适宜。

（汤炒）、三棱、莪（é）术（并醋煎）各五钱，大黄（酒浸）一两，香附、牵牛各二两，芒硝水丸，量（liàng）[1]虚实服。木香、香附、青、陈、枳壳利气宽肠，黑牵牛、槟榔下气尤速，气得行则无痞满后重之患矣。连、柏燥湿清热，棱、莪行气破血，硝、黄去血中伏热，并为推坚峻[2]品。湿热积滞去，则二便调而三焦通矣。盖宿垢不净，清阳终不得升，亦通因通用之义也。

水丸，量虚实服，能治愈一切实积，泻痢、食疟者服用皆很适宜。

枳实导滞丸_{湿热积滞}

枳实导滞丸，东垣首大黄，芩连曲术茯苓襄[3]。泽泻蒸饼糊丸服，湿热[4]积滞[5]力能攘。大黄一两，枳实（麸炒）、黄芩（酒炒）、黄连（酒炒）、神曲（炒）各五钱，白术（土炒）、茯苓各三钱，泽泻二钱，蒸饼糊丸，量虚实服之。黄、枳实荡热去积，芩、连佐之以清热，苓、泽佐之以利湿，神曲佐之以消食。又恐苦寒力峻[6]，故加白术补土固中。若还后重[7]兼气滞[8]，木香导滞丸加槟榔。

枳实导滞丸首味药是大黄，加上枳实、黄芩、黄连、神曲、白术、茯苓辅佐药性，加上泽泻，蒸饼糊丸服用，能消食导滞，清热祛湿，主治湿热食积。若治疗兼有后重气滞的湿热积滞证，则使用木香导滞丸加槟榔。

温脾汤_{温药攻下}

温脾汤，《千金》参附与干姜，甘草当归硝大黄。寒热并行治寒积，脐腹绞结痛非常。人参、附子、甘

温脾汤由人参、附子、甘草、芒硝、大黄、当归、干姜组成，有攻下冷积、温补脾阳之

---

[1] 量：估计，衡量。

[2] 峻：高超。

[3] 襄：辅助。

[4] 湿热：中医证候名。指湿热蕴结体内，脏腑经络运行受阻，可见全身湿热症状的病理变化。

[5] 积滞：中医病名，积滞是因小儿喂养不当，内伤乳食，停积肠胃、脾运失司所引起的一种脾胃病证。又称"食积"，与西医学消化不良相近。

[6] 峻：大、高。

[7] 后重：病证名，腹痛急迫，肛门垂坠不适。

[8] 气滞：指气流通不畅，郁滞不通的病理状态。

草、芒硝各一两，大黄五两，当归、干姜各三两，煎服，日三。本方除当归、芒硝，亦名温脾汤，治久痢赤白，脾胃冷、实不消。硝、黄以荡[1]其积，姜、附以祛其寒，参、草、当归以保其血气。

按：古人方中，多有硝、黄、柏、连与姜、茱、桂、附寒热并用者，亦有参、术、硝、黄补泻并用者，亦有大黄、麻黄汗下兼行者，今人罕[2]识其旨。姑录此方，以见治疗之妙不一端[3]也。

功，主治寒热并行，寒积腹痛，对便秘腹痛、脐下绞痛有非常好的疗效。

蜜煎导法 肠枯便秘

蜜煎导法通大便，仲景用蜜熬如饴，捻作挺子，掺皂角末，乘热纳[4]谷道[5]中，或掺盐。或将猪胆汁灌肛中。用猪胆汁醋和，以竹管插入肛门中，将汁灌入，顷[6]当大便，名猪胆汁导法，仲景。不欲[7]苦寒伤胃腑[8]，阳明无热勿轻攻[9]。胃腑无热而便秘者，为汗多，津液不足，不宜用承气妄[10]攻。此仲景心法，后人罕识，故录二方于攻下[11]之末。

蜜煎导法可润肠通便，若将猪胆汁和醋后灌入肛门中，可润燥通便，主治津亏便秘。如果不想苦寒药损伤胃气，胃腑无热而便秘者就不要轻易使用攻法。

[1] 荡：清除。
[2] 罕：稀、少。
[3] 端：种类，一方面。
[4] 纳：放进。
[5] 谷道：肛门。
[6] 顷：短时间。
[7] 欲：想要、希望。
[8] 胃腑：胃，属中热。与脾脏同为气血生化之源。
[9] 攻：引申为以药物治疗疾病。
[10] 妄：胡乱。
[11] 攻下：中医术语，用具有通便、逐水、润肠作用的方药治疗胃肠积滞、大便秘结、水饮积聚停滞病证的治法。

涌吐之剂

二首　附方六

汗、吐、下、和，乃治疗之四法。经曰：在上者涌[1]之，其高者因而越[2]之。故古人治病，用吐法者最多。朱丹溪曰：吐中就有发散之义。张子和曰：诸汗法古方多有之，惟以吐发汗者，世罕知之。今人医疗，惟用汗、下、和，而吐法绝置不用，可见时师之阙（quē）略[3]。特补涌吐一门，方药虽简，而不可废[4]也。若丹溪四物用四君引吐，又治小便不通，亦用吐法，是又在用者之元神矣。

瓜蒂散_{痰食实热}

瓜蒂散仲景中赤小豆，甜瓜蒂炒黄、赤豆，共为末，热水或齑水调，量虚实服。或入藜（lí）芦郁金凑。张子和去赤豆加藜芦、防风，一方去赤豆加郁金、韭汁，俱名三圣散。鹅翎探吐，并治风痰。此吐实热与风痰，瓜蒂吐实热，藜芦吐风痰。虚者参芦散一味匀。虚人痰壅不得服瓜蒂者，以参芦代之，或加竹沥。若吐虚烦栀豉汤，仲景，

瓜蒂散由瓜蒂、赤小豆组成，用豆豉煎汤服用。其有涌吐痰涎宿食之功，主治痰涎宿食，壅滞胸脘证。若去掉赤小豆加入藜芦、防风或者去掉赤小豆加入郁金、韭汁，都名为"三圣散"。其有涌吐风痰之功，主治中风闭证。方中瓜蒂主治吐实热，藜芦主治吐风痰，若老年人或体质虚

---

[1] 涌：呕吐。

[2] 越：升散、涌吐。

[3] 阙略：缺漏，不完备。

[4] 废：停止，不再使用，废弃。

栀子十四枚，豉四合，治伤寒后虚烦。剧痰乌附尖[1]方透。丹溪治许白云，用瓜蒂、栀子、苦参、藜芦，屡吐不透，后以浆水和乌附尖服，始得大吐。古人尚有烧盐方，一切积滞功能奏[2]。烧盐热汤调服，以指探吐，治霍乱、宿食、冷痛症。《千金》曰：几病宜吐，大胜用药。

弱者，应去掉瓜蒂用人参芦头代替。若治疗伤寒后虚烦，当用栀子、香豉组成的栀子豉汤；若使患者大吐吐透，当再用乌头、地浆水组成的乌附尖方。古人还有烧盐方，治疗一切积滞皆能奏效。

稀涎（xián）散 吐中风痰

稀涎散，严用和皂角白矾（fán）班，皂角四挺（去皮弦，炙），白矾一两，为末，每服五分。白矾酸苦涌泄，能软痰疾；皂角辛酸通窍，专制风木。此专门之兵也，初中风时宜用之。或益藜芦微吐间。风中痰升人眩（xuàn）仆[3]，当先服此通其关。令微吐稀涎，续进他药。通关散用细辛皂，角为末。吹鼻得嚏保生还。卒中者用此吹鼻，有嚏者可治，无嚏为肺气已绝[4]。

稀涎散由皂角、白矾组成，研末，温水调下，或加入藜芦，能开关涌吐，主治中风闭证。中风、痰涎壅盛或倒仆不省者，当先服用此方通关开窍。通关散由皂角、细辛组成，研成细末，吹入患者鼻中，有通关开窍之功，主治突然昏倒，气闭不通的实证。有喷嚏者可救治生还。

---

[1] 乌附尖：乌头、附子上的尖角，具有涌吐风痰、祛寒止痛的作用。

[2] 奏：奏效，有效。

[3] 眩仆：突然头目眩晕而跌倒。

[4] 肺气已绝：肺绝，证名，五脏绝候之一。

和解之剂

九首 附方五

小柴胡汤和解

小柴胡汤仲景和解供（gōng）[1]，半夏人参甘草从。更用黄芩并姜枣，少阳百病此为宗[2]。柴胡八两，半夏半升，人参、甘草、黄芩、生姜各三两，大枣十二枚。治一切往来寒热，胸满胁痛，心烦喜呕，口苦耳聋，咳渴悸利，半表半里之证。属少阳经者，但见一症即是，不必悉具。胆府清净，无出无入，经在半表半里，法宜和解。柴胡升阳达表，黄芩退热和阴，半夏祛痰散逆，参、草辅正补中，使邪不得复传入里也。

小柴胡汤用来和解少阳。此方由柴胡、半夏、人参、甘草、黄芩、生姜、大枣组成，有和解少阳之功，是主治少阳百病的代表方剂。

四逆散阳邪热厥

四逆散仲景里用柴胡，芍药枳实甘草须。柴胡、芍药炒、枳实麸（fū）炒、甘草炙，等份。此是阳邪[3]成厥逆[4]，阳邪入里，四肢逆而不温。敛阴泄热平剂扶[5]。

四逆散由柴胡、芍药、枳实、炙甘草组成。其有透邪解郁、疏肝理脾之功，主治阳郁厥逆证及肝脾不和证。此平和之剂有敛阴泄热之功。

---

[1] 供：供给、供应。用来做……用。
[2] 宗：根本，本源。
[3] 阳邪：侵犯人体阳经的邪气。六淫病邪中的风、暑、燥、火四种邪气。因其致病多表现为阳热证候，易伤阴津，本性属阳，故名。
[4] 厥逆：指四肢逆冷，手冷可过肘，足冷可过膝，系由阳气虚衰、阴寒内盛所致。
[5] 扶：扶助，帮助。

芍药敛阴，枳实泄热，甘草和逆，柴胡散邪，用平剂以和解之。

黄连汤升降阴阳

黄连汤仲景内用干姜，半夏人参甘草藏（cáng）。更用桂枝兼大枣，寒热平调（tiáo）[1]呕痛忘。黄连（炒）、干姜（炮）、甘草、桂枝各三两，人参二两，半夏半升，大枣十二枚。治胸中有热而欲呕，胃中有寒而作痛，或丹田有热，胸中有寒者，仲景亦用此汤。

按：此汤与小柴胡汤同义，以桂枝易[2]柴胡，以黄连易黄芩，以干姜易生姜，余药同，皆是和解[3]之义。但小柴胡汤属少阳[4]药，此汤属太阳[5]、阳明[6]药也。

黄连汤由黄连、干姜、半夏、人参、甘草、桂枝、大枣组成，能平调寒热、和胃降逆，主治伤寒上热下寒证，胸中有热、胃中有邪气、腹中痛、欲呕吐者。

黄芩（qín）汤太阳少阳合病下利

黄芩汤仲景用甘芍并，二阳合利枣加烹（pēng）。治太阳、少阳合病，下利。黄芩三两，芍药、甘草各二两，枣十二枚。阳邪入里，故以黄芩彻其热，甘草、大枣和其太阴。此方遂（suì）[7]为治痢祖，后人加味或更名。利，泄泻也；痢，滞下也。仲景本治伤寒下利，机要用此治痢，更名黄芩芍药汤。洁古治痢，加木香、槟榔、大黄、黄

黄芩汤由黄芩、甘草、芍药加上大枣组成，能清肠止痢，主治太阳少阳合病下利证，此方就成为"治痢祖方"。后人加减药味就更换了不同的名称。黄芩汤加生姜、半夏名为"黄芩加生姜半夏汤"，能清热止利，降逆止呕，主治黄芩汤证兼见呕吐痰水

---

[1]寒热平调：用药性平和、具有清热祛寒作用的方药治疗阴阳寒热不调病证的治法。

[2]易：交换，换。

[3]和解：调和，缓解。

[4]少阳：此处指少阳病。六经病之一。由邪热在半表半里所致。症见口苦、咽干、目眩、往来寒热、胸胁苦满、心烦喜呕、不欲饮食、脉弦。

[5]太阳：此处指太阳病。六经病之一。太阳病包括经证和腑证，多由外感风寒所致。

[6]阳明：此处指阳明病。六经病之一。以胃家实为主要临床表现的病变。一般主里、热、实证。

[7]遂：就，于是。

连、当归、官桂，名芍药汤。再加生姜与半夏，名黄芩加生姜半夏汤，仲景。前症兼呕此能平[1]。单用芍药与甘草，炙，等份，名芍药甘草汤，仲景。散逆止痛能和营[2]。虞天民曰：白芍不惟治血虚，兼能行气。腹痛者，营气不和，逆于内里，以白芍行营气，以甘草和逆气，故治之也。

者。若单用芍药和甘草则名为"芍药甘草汤"，能散逆止痛，和营血，主治胃气不和腹中痛，或误汗后脚挛急等。

逍遥散 解郁调经

逍遥散《局方》用当归芍，柴苓术草加姜薄（bò）。柴胡、当归（酒拌）、白芍（酒炒）、白术（土炒）、茯苓各一钱，甘草（炙）五分，加煨姜、薄荷煎。散郁[3]除蒸[4]功最奇，肝虚则血病，归、芍养血平肝；木盛则土衰，术、草和中补土，柴胡升阳散热，茯苓利湿宁心，生姜暖胃祛痰，薄荷消风理血。《医贯》曰：方中柴胡、薄荷二味最妙。盖木喜风摇，寒即摧萎，温即发生，木郁则火郁，火郁则土郁，土郁则金郁，金郁则水郁。五行相因，自然之理也。余以一方治木郁，而诸郁[5]皆解[6]，逍遥散是也。调经[7]八味丹栀（zhī）著。加丹皮、栀子名八味逍遥散，治肝伤血少。

逍遥散由当归、白芍、柴胡、茯苓、白术、炙甘草、生姜、薄荷组成，有疏肝解郁、养血健脾之功，主治肝郁脾虚血虚证。其散郁除蒸功效奇特。本方加上牡丹皮、栀子名为"八味逍遥散（加味逍遥散）"，主治肝郁血虚有热所致的月经不调及经期吐衄。

藿香正气散 辟一切不正之气

藿香正气散，《局方》大腹苏，甘桔陈苓术（zhú）

藿香正气散由藿香、大腹

---

[1] 平：使平，平息。

[2] 和营：维持营气畅通。

[3] 散郁：解除肝郁。

[4] 除蒸：消除、减轻骨蒸发热。

[5] 郁：心情抑郁引起的胸闷、胁痛等症状。

[6] 解：解除。

[7] 调经：治疗月经病。

朴（pò）俱。夏曲白芷加姜枣，感伤外感、内伤岚瘴（lán zhāng）[1]并[2]能驱[3]。藿香、大腹皮、紫苏、茯苓、白芷各三两，陈皮、白术（土炒）、厚朴（姜汁炒）、半夏曲、桔梗各二两，甘草一两。每服五钱，加姜、枣煎。藿香理气和中，辟恶[4]止呕；苏、芷、桔梗散寒利膈，以散表邪；腹、朴消满，陈、夏除痰以疏里滞[5]；苓、术、甘草益脾去湿，以辅正气。正气通畅，则邪逆[6]自已矣。

皮、紫苏、炙甘草、苦桔梗、陈皮、茯苓、白术、厚朴组成，加上半夏曲、白芷、生姜、大枣加水煎煮或作丸剂服用，有解表化湿、理气和中之功，能治疗外感风寒、内伤湿滞、霍乱及山岚瘴疟所致之疫病。

六和汤调和六气

六和汤，《局方》藿（huò）朴（pò）杏砂呈，半夏木瓜赤茯苓。术参扁豆同甘草，姜枣煎之六气平[7]。藿香、厚朴、杏仁、砂仁、半夏、木瓜、赤茯苓、白术、人参、扁豆、甘草，加姜、枣煎，能御风、寒、暑、湿、燥、火六气，故名曰六和。藿香、杏仁理气化食，参、术、陈、夏补正匡脾，豆、瓜祛暑，赤茯行水。大抵以理气健脾为主，脾胃既强，则诸邪不能干矣。或益[8]香薷（rú）或苏叶，伤寒[9]伤暑[10]用须明[11]。伤寒加苏叶，伤暑加香薷。

六和汤由藿香、厚朴、杏仁、砂仁、半夏、木瓜、赤茯苓、人参、白扁豆及炙甘草组成，加生姜、大枣水煎服，能祛暑化湿、健脾和胃，主治暑湿外感，脾胃失和证。是加上香薷还是加上苏叶，必须辨明是伤寒还是伤暑。伤寒加苏叶，伤暑加香薷。

---

[1] 岚瘴：山林间湿热蒸郁的瘴气。

[2] 并：一起，一并。

[3] 驱：驱逐，赶走。

[4] 辟恶：祛除瘟病、祛除恶气。

[5] 里滞：内伤湿滞。

[6] 邪逆：引起疾病的环境因素，如风邪、寒邪等。

[7] 平：平和，平稳。

[8] 益：增加。

[9] 伤寒：伤于寒邪。

[10] 伤暑：夏季伤于暑邪。

[11] 明：辨明。

清脾饮 阳疟

清脾饮严用和用青朴（pò）柴，苓夏甘芩白术偕。更加草果姜煎服，热多阳疟（nüè）此方佳。青皮、厚朴（醋炒）、柴胡、黄芩、半夏（姜制）、甘草（炙）、茯苓、白术（土炒）、草果（煨），加姜煎。疟不止，加酒炒常山一钱，乌梅二个；大渴，加麦冬、知母。疟疾，一名脾寒，盖因脾胃受伤者居多。此方乃加减小柴胡汤从温脾诸方而一变也。青、柴平肝破滞，朴、夏平胃祛痰，芩、苓清热利湿，术、草补脾调中，草果散太阴积寒，除痰截疟。

清脾饮由青皮、厚朴、柴胡、黄芩、半夏、茯苓、甘草、白术、草果组成，加生姜水煎服，能健脾祛湿，化痰截疟，主治疟疾痰湿内遏证。

痛泻要方 痛泻

痛泻要方刘草窗陈皮芍，防风白术煎丸酌（zhuó）[1]。白术（土炒）三两，白芍（酒炒）四两，陈皮（炒）两半，防风一两，或煎或丸，久泻加升麻。补土泻木理肝脾，陈皮理气补脾，防、芍泻木益土。若作食伤医便错。吴鹤皋曰：伤食腹痛，得泻便减，今泻而痛不减，故责之土败木贼也。

痛泻要方由陈皮、白芍、防风、白术四味药组成，水煎或做丸斟酌服用，有补脾泻肝之功效，主治痛泻。若当作"伤食"医治，则是错误的。

---

[1]酌：斟酌。

表里之剂

八首　附方五

大柴胡汤 发表攻里

大柴胡汤仲景用大黄，枳实芩夏白芍将。煎加姜枣表兼里，妙法内攻并外攘（rǎng）[1]。柴胡八两，大黄二两，枳实四枚，半夏半升，黄芩、芍药各三两，生姜二两，大枣十二枚。治阳邪入里，表证未除，里证又急者。柴胡解表，大黄、枳实攻里，黄芩清热，芍药敛阴，半夏和胃止呕，姜、枣调和营卫。按本方、次方治少阳阳明，后方治太阳阳明，为不同。柴胡加芒硝汤义亦尔[2]，小柴胡汤加芒硝六两，仲景。仍有桂枝（加）大黄汤。仲景桂枝汤内加大黄一两，芍药三两，治太阳误下，转属太阴，大实痛者。

大柴胡汤由大黄、柴胡、枳实、黄芩、半夏、芍药组成，加上生姜、大枣煎服，能表里双解，内泄热结、外解少阳，主治少阳兼阳明腑实证。柴胡加芒硝汤(《伤寒论》)由小柴胡汤加芒硝组成，亦能和解少阳，内泄热结。主治大柴胡汤证误用泻下，肠津已伤，里实未解者，或小柴胡汤证，有腹中坚，大便燥实者。桂枝加大黄汤(《伤寒论》)由桂枝汤加芍药、大黄组成，也能外解太阳，内泄热结，可治疗太阳病误下后，邪陷太阴，表证未罢，腹满疼痛，大便燥结者。

防风通圣散 表里实热

防风通圣散，河间大黄硝，荆芥麻黄栀（zhī）芍翘（qiào）。甘桔（jié）芎归膏滑石，薄荷芩术（zhú）力偏[3]饶[4]。表里交攻阳热盛，外科

防风通圣散由防风、大黄、芒硝、荆芥、麻黄、栀子、白芍、连翘、甘草、川芎、当归、石膏、滑石、薄荷、黄芩、白术

---

[1] 攘：驱逐，消除。
[2] 尔：如此，这样。
[3] 偏：偏重。
[4] 饶：厚，重。

疡（yáng）[1]毒总能消。大黄（酒蒸）、芒硝、防风、荆
芥、麻黄、黑栀、白芍（炒）、连翘、川芎、当归、薄荷、白
术各五钱，桔梗、黄芩、石膏各一两，甘草二两，滑石三两，
加姜、葱煎。荆、防、麻黄、薄荷发汗而散热搜风，栀子、
滑石、硝、黄利便而降火行水，芩、桔、石膏清肺泻胃，川
芎、归、芍养血补肝，连翘散气聚血凝，甘、术能补中燥湿，
故能汗不伤表，下不伤里也。

组成，有疏风解表、泄热通便之
功，主治风热壅盛，表里俱实
证。方中薄荷、黄芩、白术偏重
疏风解表，此方对外有风邪、内
有蕴热、表里俱实之证及疮疡肿
毒者的治疗皆有疗效。

五积散 发表温里

五积散《局方》治五般积[2]，寒积、食积、气积、血
积、痰积。麻黄苍芷芍归芎。枳桔桂姜甘茯朴，陈皮
半夏加姜葱。当归、川芎、白芍、茯苓、桔梗各八分，苍
术、白芷、厚朴、陈皮各六分，枳壳七分，麻黄、半夏各四
分，肉桂、干姜、甘草各三分，重表者用桂枝。桂、麻解表
散寒，甘、芍和里止痛，苍、朴平胃，陈、夏消痰，芎、归
养血，茯苓利水，姜、芷祛寒湿，枳、桔利膈肠。一方统治
多病，惟善用者，变而通之。除桂枳陈余[3]略炒，三味
生用，余药微炒，名熟味五积散。熟（shú）料尤增温散
功。温中解表祛寒湿，散痞（pǐ）[4]调经用各充。陶
节庵曰：凡阴证伤寒，脉浮沉无力者，均当服之，亦可加
附子。

五积散治五积证，此方由麻
黄、苍术、白芷、当归、芍药、
川芎、枳壳、桔梗、肉桂、干
姜、炙甘草、茯苓、厚朴、陈
皮、半夏、生姜、葱白组成。其
能解表温里，顺气化痰，活血消
积，主治外感风寒，内伤生冷
证。五积散方中除肉桂、枳壳、
陈皮外，其余略炒为黄色即熟料
五积散，更具温散之特性。温里
祛寒、祛湿解表、消除痞满、调
经止痛功效显著。

---

[1] 疡：即痈疽（yōng jū）。发生于体表、四肢、内脏的急性化脓性疾患，是一种毒疮。
[2] 五般积：般，样，种类。五般积，指寒积、食积、气积、血积、痰积五积证。
[3] 余：其余，此外。
[4] 痞：音匹。病名。腹中结块之证。

葛根黄芩黄连汤 太阳阳明证，解表清里

葛根黄芩黄连汤，仲景甘草四般治二阳[1]。治太阳证，医误下之，邪入阳明，协热下利，脉促，喘而汗出者，葛根八两，炙草、黄芩各二两，黄连三两。解表清里兼和胃，喘汗自利[2]保平康。成无己曰：邪在里，宜见阴脉，促为阳盛，知表未解也。病有汗出而喘者，为邪气外甚，今喘而汗出，为里热气逆，与此方散表邪、清里热。脉数而止曰促，用葛根者，专主阳明之表。

葛根黄芩黄连汤由葛根、黄芩、黄连、炙甘草四种药物组成，主治太阳阳明证（表证未解，热邪入里），能解表清热，和中调胃，能使喘而汗出、泻痢之人恢复安康。

参苏饮 内伤外感

参苏饮元戎内用陈皮，枳壳前胡半夏宜。干葛木香甘桔茯，内伤外感此方推。人参、紫苏、前胡、半夏（姜制）、干葛、茯苓各七钱半，陈皮、枳壳（麸炒）、桔梗、木香、甘草各二钱。每服二钱，加姜、枣煎。治外感内伤，发热头痛，呕逆咳嗽，痰眩风泻。外感重者，去枣加葱白。苏、葛、前胡解表，参、苓、甘草补中，陈皮、木香行气破滞，半夏、枳、桔利膈祛痰。参前若去[3]芎柴人[4]，饮号芎苏治不差。去人参、前胡，加川芎、柴胡，名芎苏饮，不服参者宜之。香苏饮《局方》仅陈皮草，感伤内外亦堪[5]施[6]。香附（炒）、紫苏各二钱，陈皮去白一钱，甘草七分，加姜、葱煎。

参苏饮由人参、紫苏、陈皮、枳壳、前胡、半夏、葛根、木香、甘草、桔梗、茯苓组成，能益气解表，理气化痰，主治虚人外感风寒，内有痰饮证。治疗外感内伤推荐此方。本方若去掉人参、前胡，加入川芎、柴胡，用姜枣同煎，即芎苏饮（《濒寮集验秘方》），有理气解表、散风止痛之功，主治感受风寒，外有发热头痛恶寒，内有咳嗽吐痰等。香苏饮（《太平惠民和剂局方》）除香附、紫苏叶外只加陈皮、炙甘草两味药，能理气解表，主治四时感冒。内伤外感者亦值得运用。

---

[1] 二阳：指太阳、阳明。
[2] 利：同"痢"，痢疾。
[3] 去：去掉。
[4] 入：加入。
[5] 堪：可以，能够。
[6] 施：运用、实施。

茵陈丸 _{汗吐下兼行}

茵陈丸《外台》用大黄硝，鳖甲常山巴豆邀。杏仁栀豉（chǐ）蜜丸服，汗吐下兼三法超。时气[1]毒疠（lì）[2]及疟（nüè）痢[3]，一丸两服量（liàng）病调。茵陈、芒硝、鳖甲（炙）、栀子各二两，大黄五两，常山、杏仁（炒）各三两，巴豆一两（去心皮，炒），豉五合，蜜丸梧子大。每服一丸，或吐、或汗、或利，不应，再服一丸，不应以热汤投之。栀子、淡豉，栀子豉汤也，合常山可以涌吐[4]，合杏仁可以解肌[5]。大黄、芒硝，承气汤也，可以荡热去实，合茵陈可以利湿退黄，加巴豆大热以祛脏腑积寒，加鳖甲滋阴以退血分寒热。此方备汗、吐、下三法，虽云劫剂[6]，实是佳方。

茵陈丸由茵陈、大黄、芒硝、鳖甲、常山、巴豆、杏仁、栀子、豆豉组成，用白蜜做药丸服用，有汗吐下三种疗法兼备的高超疗效，能攻下涌吐，泄热荡实，发表散邪，主治时行毒疠、疟疾、痢疾等证。每次1丸，每日两次，可以依据病情调整剂量。

大羌活汤 _{伤寒两感}

大羌活汤即九味，己独知连白术暨（jì）[7]。即九味羌活汤加防己、独活、黄连、白术、知母各一两，余药各三钱，每服五钱。散热培阴表里和，伤寒两感[8]差（chāi）[9]堪慰[10]。两感伤寒：一日太阳与少阴俱病，二日阳明与太阴俱病，三日少阳与厥阴俱病。阴阳表里，同

大羌活汤即九味羌活汤加防己、独活、知母、黄连、白术而成。此方具有清热滋阴、发汗解表、表里同治之功效，主治风寒湿邪外感，兼有里热证。

[1] 时气：即疫病。亦名"疫疠""时疫"。具有强烈传染性、流行性的病邪。

[2] 毒疠：导致疫病的毒气。

[3] 疟痢：指疟疾和痢疾两种疾病。

[4] 涌吐：即吐法。使呕吐，催吐。

[5] 解肌：治疗外感证初起有汗的方法。"解肌肉之汗也"。根据病证的寒热分辛温解肌和辛凉解肌。

[6] 劫剂：中医对猛烈药剂的简称。

[7] 暨：与、及、和。

[8] 伤寒两感：伤寒阴经与阳经同时俱病，实为表里同病。

[9] 差：选择使用。

[10] 慰：安慰。

时俱病，欲汗则有里证，欲下则有表证。经曰：其两感于寒者，必死。仲景无治法，洁古为制此方，间（jiàn）[1]有生者。羌、独、苍、防、细辛，以散寒发表；芩、连、防己、知母、芎、地，以清里培阴；白术、甘草，以固中和表里。

三黄石膏汤解表清里

三黄石膏汤芩柏连，栀子麻黄豆豉全。姜枣细茶煎热服，寒因热用。表里[2]三焦[3]热盛宣。石膏两半，黄芩、黄连、黄柏各七钱，栀子三十个，麻黄、淡豉各二合，每服一两，姜三片、枣二枚、茶一撮，煎热服。治表里三焦大热，谵狂，斑衄（nù）[4]，身目俱黄。黄芩泻上焦，黄连泻中焦，黄柏泻下焦，栀子通泻三焦之火以清里，麻黄、淡豉散寒发汗而解表，石膏体重能泻肺胃之火，气轻亦能解肌也。

三黄石膏汤由黄连、黄柏、黄芩、石膏、栀子、麻黄、淡豆豉组成，加生姜、大枣、细茶叶一撮，水煎热服，能发汗解表，清热解毒，主治伤寒里热已炽，表证未解证。

---

[1]间：间或，有时。

[2]表里：辨别病位外内浅深的一对纲领。表、里二者相对。表证指六淫等邪气经皮毛、口鼻侵入机体，正气抗邪所表现的轻浅证候。里证泛指病变部位在内，由脏腑、气血、骨髓等受病所反映的证候。

[3]三焦：六腑之一。有主持诸气、疏通水道的作用。分上焦、中焦、下焦。上焦指心肺，中焦指脾、胃，下焦指肾脏。

[4]衄：鼻出血。

消补之剂

七首 附方六

平胃散 利湿散满

平胃散《局方》是苍术朴，陈皮甘草四般药。苍术（泔浸）二钱，厚朴（姜汁炒）、陈皮（去白）、甘草（炙）各一钱，姜、枣煎。除湿散满驱瘴岚（zhāng lán）[1]，调胃诸方从此扩[2]。苍术燥湿强脾，厚朴散满平胃，陈皮利气行痰，甘草和中补土，泄中有补也。或合二陈名平陈汤，治痰或五苓，名胃苓汤，治泻。硝黄麦曲均堪（kān）[3]著。加麦芽、神曲消食，加大黄、芒硝消积。若合小柴胡名柴平，汤。煎加姜枣能除疟（nüè）。又不换金正气散，即是此方加夏藿（huò）。半夏、藿香。

平胃散由苍术、厚朴、陈皮、炙甘草四味药物组成。具有除湿散满、驱除瘴气之邪的功效，主治湿滞脾胃证。调胃的各种方剂皆从此扩展而来。或合二陈汤为平陈汤（《病因脉治》），能燥湿健脾，理气化痰，主治痰湿中阻，脾胃不和证。或合五苓散为胃苓汤（《丹溪心法》），能祛湿和胃，行气利水，主治夏秋之际脾胃伤湿，停饮夹食，浮肿泄泻等实证。平胃散加麦芽、神曲即加味平胃散（《丹溪心法》），能燥湿散满，消食和胃，主治湿滞脾胃，宿食不消，脘腹胀满，不思饮食，嗳腐吞酸。本方若合小柴胡汤即柴平汤（《景岳全书》），加姜枣煎服，能和解少阳，祛湿和胃，主治湿疟（疟疾夹有湿邪的病证）。不换金正气散，是本方加藿香、半夏而组成，有行气化湿、和胃止呕之功，主治四时伤寒瘴疫时气。

保和丸 饮食轻伤

保和丸神曲与山楂，苓夏陈翘菔（fú）音卜子加。曲糊为丸麦芽汤下，亦可方中用麦芽。山楂（去核）三两，神曲、茯苓、半夏各一两，陈皮、菔子（微炒）、连翘各

保和丸由神曲、山楂，加上茯苓、半夏、陈皮、连翘、炒莱菔子组成。用神曲煮糊和成丸子用炒麦芽煎汤服下，也可以在方

---

[1] 瘴岚：同"岚瘴"，指山林间的瘴气。

[2] 扩：扩充、扩展。

[3] 堪：可以。

五钱。山楂消肉食，麦芽消谷食，神曲消食解酒，菔子下气制曲，茯苓渗湿，连翘散结，陈、夏健脾化痰。此内伤而气未病者，故但以和平之品消而化之，不必攻补也。大安丸内加白术，二两。消中兼补效堪夸。

中加入麦芽。其有消食和胃之功，主治一切食积。大安丸(《丹溪心法》)即本方加上白术，能消食健脾，主治饮食不消，气虚邪微及小儿食积兼脾虚者。

健脾丸 补脾消食

健脾丸参术与陈皮，枳实山楂麦蘖（niè）[1]芽随。曲糊作丸米饮[2]下，消补兼行胃弱宜。人参、白术（土炒）各二两，陈皮、麦芽各一两，山楂两半，枳实（麸炒）三两。陈皮、枳实理气化积，山楂消肉食，曲、麦消谷食，人参、白术益气强脾。枳术丸洁古亦消兼补，白术（土炒）、枳实（麸炒）等份。荷叶烧饭上升奇。荷叶包陈米饭，煨干为丸，引胃气及少阳甲胆之气上升。

健脾丸由人参、炒白术、陈皮、炒枳实、山楂、炒麦芽组成，用神曲煮糊做成丸药用米汤服下，既能消除食积又健脾开胃，主治脾胃虚弱，饮食内停证。此方适合脾胃虚弱之人服用。枳术丸也具有健脾消痞之功效，主治脾虚气滞，饮食停聚。用荷叶烧饭煨干做成药丸，是取其养脾胃而升发清气之功。

参苓白术散 补脾

参苓白术散扁豆陈，山药甘莲砂薏（yì）仁。数药利气强脾。桔梗上浮载药上行兼保肺，恐燥上僭（jiàn）[3]。枣汤调服益脾神。人参、茯苓、白术（土炒）、陈皮、山药、甘草（炙）各一斤，扁豆（炒）十二两，莲肉（炒）、砂仁、苡仁（炒）、桔梗各半斤。共为末，每服二钱，枣汤或米饮调下。

参苓白术散由人参、茯苓、白术、白扁豆、陈皮、山药、炙甘草、莲子肉、砂仁、薏苡仁组成，加入桔梗可宣散利气，又载药上行达于上焦以补益肺气，用大枣煎汤送服，也是因它有补养脾气的功能。此方能益气健脾，渗湿止泻，兼补肺气，主治脾胃虚弱夹湿证。

---

[1]麦蘖：草木砍伐后长出的新芽。麦蘖，即麦芽。
[2]米饮：即米汤。
[3]僭：超过，过分。

枳实消痞（pǐ）丸 固脾消痞

枳实消痞（pǐ）[1]丸，东垣四君全，麦芽夏曲朴姜连。蒸饼糊丸消积满，清热破结补虚痊（quán）[2]。枳实（麸炒）、黄连（姜汁炒）各五钱，人参、白术（炒）、麦芽（炒）、半夏曲、厚朴（姜汁炒）、茯苓各三钱，甘草（炙）、干姜各二钱。黄连、枳实治痞君药，麦、夏、姜、朴温胃散满，参、术、苓、草燥湿补脾，使气足脾运，痞乃化也。

枳实消痞丸由四君子（人参、白术、茯苓、炙甘草）汤，还有枳实、麦芽、半夏曲、厚朴、干姜、黄连组成。蒸饼糊丸服用，有消痞除满、清热破结、健脾和胃、补虚之功效，主治脾虚气滞，寒热互结证。

鳖甲饮子 疟母

鳖甲饮子严氏治疟母[3]，久疟不愈，中有积癖（pǐ）[4]。甘草芪术芍芎偶。草果槟榔厚朴增，乌梅姜枣同煎服。鳖甲（醋炙）、黄芪、白术（土炒）、甘草、川芎、白芍（酒炒）、草果（面煨）、槟榔、厚朴等份，姜三片，枣二枚，乌梅少许煎。鳖甲属阴入肝，退热散结为君，甘、陈、芪、术助阳补气，川芎、白芍养血和阴，草果温胃，槟榔破积，厚朴散满，甘草和中，乌梅酸敛，姜、枣和营卫。

鳖甲饮子主治疟母（疟疾日久不愈，顽痰夹瘀结于胁下所形成的痞块），本方由醋炙鳖甲、甘草、炙黄芪、土炒白术、酒炒白芍、川芎，加上煨草果、槟榔、厚朴组成，用乌梅、生姜、大枣一起煎煮服用，有软坚散结、行气活血、祛湿消癥之功效。

葛花解酲汤 解酲

葛花解酲（chéng）[5]汤香砂仁，二苓参术蔻（kòu）青陈。神曲干姜兼泽泻，温中利湿酒伤珍。

葛花解酲汤由葛花、木香、砂仁、白茯苓、猪苓、人参、白术、白豆蔻仁、青皮、陈皮、神

---

[1] 痞：胸腹间气机阻塞不舒的一种自觉症状。此处指心下痞满。

[2] 痊：痊愈。

[3] 疟母：疟疾日久不愈，顽痰夹瘀结于胁下所形成的痞块。又称疟积、母疟、劳疟。

[4] 癖：饮水不消的病。

[5] 解酲：酲，酒醉后而神志不清。解酲，解除酒醉。

葛花、砂仁、豆蔻各一钱，木香一分，茯苓、人参、白术（炒）、青皮、陈皮各四分，神曲（炒）、干姜、猪苓、泽泻各五分。专治酒积及吐泻痞塞。砂、蔻、神曲皆能解酒，青皮、木香、干姜行气温中，葛花引湿热从肌肉出，苓、泻引湿热从小便出，益以参、术固其中气也。

曲、干姜，加上泽泻组成，有分消酒湿、温中健脾之功效，主治饮酒过度、湿伤脾胃证。

理气之剂

十一首　附方七

补中益气汤_{补气升阳}

补中益气汤，东垣芪术陈，升柴参草当归身。黄芪（蜜炙）钱半，人参、甘草（炙）各一钱，白术（土炒）、陈皮（留白）、归身各五分，升麻、柴胡各三分，加姜、枣煎。表虚者，升麻用蜜水炒用。东垣曰：升、柴味薄性阳，能引脾胃清气行于阳道，以资春气之和；又行参、芪、甘草上行，充实腠理，使卫外为固。凡补脾胃之药，多以升阳补气名之者，此也。虚劳内伤[1]功独擅，亦治阳虚外感因。虚人感冒，不任发散者，此方可以代之，或加辛散药。木香苍术易归术，调中益气畅脾神。除当归、白术，加木香、苍术，名调中益气汤。前方加白芍、五味子，发中有收，亦名调中益气汤。俱李东垣方。

补中益气汤由黄芪、白术、陈皮、升麻、柴胡、人参、炙甘草、当归身组成。本方有补中益气、升阳举陷之功效，既对虚劳内伤有独特疗效，又可治疗阳气虚弱之人感受外邪之证。本方去掉白术、当归身，加入木香、苍术，就是调中益气汤(《脾胃论》)，有益气健脾、调中祛湿之功效，主治脾胃不调，胸满短气，饮食减少，四肢倦怠，口不知味及食后呕吐等症。

乌药顺气汤_{中气}

乌药顺气汤，严用和芎芷姜，橘红枳桔及麻黄。僵蚕炙草姜煎服，中（zhòng）气[2]厥逆[3]此方

乌药顺气汤由乌药、川芎、白芷、炮姜、橘红、炒枳壳、桔梗、麻黄、僵蚕、炙甘草组成，

---

[1]内伤：指由饮食不适、过度劳累、忧虑或悲伤等原因引起的病证。

[2]中气：中，中伤。中气，此处指因怒伤肝气，气逆上行所致突然昏倒，不省人事，牙关紧急，身体四肢逆冷等症。

[3]厥逆：四肢逆冷。

详[1]。厥逆痰塞，口噤脉伏，身温为中风，身冷为中气。中风多痰涎，中气无痰涎，以此为辨。许学士云：中气之症，不可作中风治。喻嘉言曰：中风症多挟中气。乌药、橘红各二钱，川芎、白芷、枳壳、桔梗、麻黄各一钱，僵蚕（去绿嘴，炒）、炮姜、炙草各五分，加姜、枣煎。麻、梗、芎、芷发汗散寒，以顺表气；乌、姜、陈、枳行气祛痰，以顺里气。加僵蚕清化消风，甘草协和诸药。古云：气顺则风散，风邪卒中，当先治标也。

加生姜、大枣水煎服。具有顺气、祛风、化痰之功效，主治中气厥逆证。此方完备周详。

越鞠丸六郁

越鞠（jū）[2]丸丹溪治六般郁[3]，气血痰火湿食因。此六郁也。芎苍香附兼栀曲，气畅郁舒痛闷伸。吴鹤皋曰：香附开气郁，苍术燥湿郁，川芎调血郁，栀子清火郁，神曲消食郁，各等份，曲糊为丸。又湿郁加茯苓、白芷，火郁加青黛，痰郁加星、夏、瓜蒌、海石，血郁加桃仁、红花，气郁加木香、槟榔，食郁加麦芽、山楂，挟寒加吴茱萸。又六郁汤苍芎附，甘苓橘半栀砂仁。苍术、川芎、香附、甘草、茯苓、橘红、半夏、栀子、砂仁，此前方加味，兼治痰郁，看六郁中之重者为君，余药听证加减用之。

越鞠丸用来治疗六种郁证，即气郁、血郁、火郁、湿郁、痰郁、食郁。其方由川芎、苍术、香附、栀子、神曲组成，可行气解郁，使气机顺畅，六郁得解，痛闷消除。又有六郁汤（《医学正传》卷二引丹溪方），由苍术、川芎、醋炒香附、甘草、赤茯苓、橘红、半夏、栀子、砂仁组成，能行气解郁，祛湿化痰，主治与越鞠丸相同。

苏子降气汤降气行痰

苏子降气汤，《局方》橘半归，前胡桂朴草姜依。下虚上盛[4]痰嗽喘，亦有加参贵合机[5]。苏子、橘

苏子降气汤由紫苏子、橘红、半夏、当归、前胡、肉桂、厚朴、炙甘草组成，加生姜一同

---

[1] 详：周密完备。

[2] 越鞠：鞠，同"郁"，郁结之气。越鞠，即发散郁结之气。

[3] 六般郁：指六郁，即气郁、血郁、火郁、湿郁、痰郁、食郁。

[4] 下虚上盛：亦称"下虚上实"，下虚，指肾阳虚乏。上盛，指痰涎上壅于肺，肺气上逆。

[5] 合机：符合病机。

红、半夏、当归、前胡、厚朴（姜汁炒）各一钱，肉桂、炙甘草各五分，加姜煎。一方无桂加沉香。苏子、前胡、橘红、半夏降气行痰，气行则痰行也。数药兼能发表，加当归和血，甘草缓中。下虚上盛，故又用官桂引火归元。如气虚者亦有加人参、五味者。

煎服，能降气平喘，祛痰止咳，主治上实下虚、痰涎壅盛之喘咳短气证。也有加入人参，用以大补元气，贵在符合病机，适合阳气大虚者，且量宜小。

四七汤 舒郁化痰

四七汤[1]《三因》理七情气[2]，七气，寒、热、喜、怒、忧、愁、恚也，亦名七气汤。半夏厚朴茯苓苏。半夏（姜汁炒）五钱，厚朴（姜汁炒）三钱，茯苓四钱，紫苏二钱。郁虽由乎气，亦多挟湿挟痰，故以半夏、厚朴除痰散滞，茯苓、苏叶利湿宽中。湿去痰行，郁自除矣。姜枣煎之舒郁结，痰涎（xián）呕痛尽能舒[3]。又有局方名四七，汤。参桂夏草妙更殊。人参、官桂、半夏各一钱，甘草五分，加姜煎。人参补气，官桂平肝，姜半夏祛痰，甘草和中，并不用利气之药。汤名四七者，以四味治人之七情也。

四七汤主治七情气郁、痰涎结聚证。其方由制半夏、姜制厚朴、茯苓、紫苏叶四味药组成，加生姜、大枣水煎服用，可散结开郁，完全解除痰涎呕痛。《局方》四七汤（《太平惠民和剂局方》）由人参、肉桂、炙甘草、制半夏组成，有温中解郁、散结化痰之功效，主治七情气郁，痰涎结聚，虚冷上气。

四磨汤 七情气逆

四磨[4]汤，严氏亦治七情侵，人参乌药及槟沉。人参、乌药、槟榔、沉香等份。气逆，故以乌药、槟榔而顺之。加参者，恐伤其气也。浓磨煎服调逆气，实者[5]枳

四磨汤也用来治疗七情所伤，其方由人参、乌药、槟榔、沉香组成。四味药磨成浓汁后和水煎服，可行气疏肝，降逆宽胸，兼益气。本方主治七情所

---

[1] 四七汤：此方由四味药组成，用以治疗七情病，故称为"四七汤"。
[2] 七情气：由喜、怒、忧、思、悲、恐、惊七情影响而致的气郁。
[3] 舒：缓解，解除。
[4] 四磨：此方采取四味药先磨浓汁再和水煎沸的方法，故名"四磨汤"。
[5] 实者：身体壮实者。

壳易人参。去参加入木香枳，五磨饮子白酒斟[1]。白酒磨服，治暴怒卒死，名气厥。

伤，肝气郁结，气逆不降证。若为体实气足之人，可用枳壳代替人参以加强行气降逆之功。若本方去人参，加入木香、枳实即为五磨饮子(《医便》)，当用白酒磨汁服用，能行气降逆，主治大怒暴厥或七情郁结等。

旋覆代赭汤痞硬噫气

旋覆代赭（zhě）汤，仲景用人参，半夏甘姜大枣临。重以镇逆咸软痞，痞鞕（pǐ yìng）[2]音硬噫（ài）音嗳气[3]力能禁。赭石一两，参二两，旋覆、甘草各三两，半夏半升，生姜五两，枣十二枚。旋覆之咸以软坚，赭石之重以镇逆，姜、夏之辛以散虚痞，参、甘、大枣之甘以补胃弱。

旋覆代赭汤由旋覆花、代赭石、人参、半夏、炙甘草、生姜、大枣组成。其方有降气化痰、益气和胃之功效，擅长镇气降逆，散结消痞，使痞硬、噫气能完全消除，主治痰浊内阻证，胃气上逆证，兼胃气虚弱证。

正气天香散顺气调经

绀（gàn）珠[4]正气天香[5]散，香附干姜苏叶陈。乌药舒郁兼除痛，气行血活经自匀。香附八钱，乌药二钱，陈皮、苏叶各一钱，干姜五分，每服五、六钱。乌、陈入气分而理气，香、苏入血分而利气，干姜兼入气血，用辛温以顺气平肝，气行则血行，经自调而痛自止矣。

罗知悌《绀珠经》所载的正气天香散，由香附、乌药、干姜、紫苏叶、陈皮组成，有行气解郁、调经止痛之功效，女子肝郁气滞、月经不调者，服用后可使气行血行，月经恢复正常。

橘皮竹茹汤胃虚呃逆

橘皮竹茹（rú）汤治呕呃，参甘半夏枇杷麦。赤茯再加姜枣煎，方由金匮此加辟[6]。《金匮》方。橘皮、

橘皮竹茹汤主治胃热呃逆。此方由橘皮、竹茹、人参、甘

---

[1] 斟：倾注，往碗或杯子里倒。

[2] 痞鞕：痞，腹中结块之证。鞕，同“硬”，坚。此处指胃脘部胀闷难受，如同有物堵住。

[3] 噫气：同“嗳气”。饱食或积食后，胃里气体从嘴里出来并发出声音。

[4] 绀珠：罗知悌《绀珠经》。

[5] 天香：天，指天台（产地）乌药。香，指香附。乌药与香附是本方的君药。

[6] 辟：取法，效法。

竹茹各二两，人参一两，甘草五分，生姜半斤，枣三十枚，名橘皮竹茹汤。治哕逆，即呃逆也。后人加半夏、麦冬、赤茯苓、枇杷叶。呃逆由胃火上冲，肝胆之火助之，肺金之气不得下降也。竹茹、枇杷叶清肺和胃而降气，肺金清则肝木自平矣。二陈降痰逆，赤茯泻心火，生姜呕家圣药，久病虚羸，故以参、甘、大枣扶其胃气。

草、半夏、枇杷叶、麦冬、赤茯苓、生姜、大枣组成，是严用和在《金匮要略》橘皮竹茹汤（橘皮、竹茹、生姜、大枣、人参、甘草）的基础上加枇杷叶、麦冬、赤茯苓、半夏而成。本方能降逆止呃，清热和胃，主治胃虚有热之呃逆，症见口渴，干呕呃逆等。

丁香柿蒂汤 病后寒呃

丁香柿蒂汤，严氏人参姜，呃（è）逆[1]因寒中气戕（qiāng）[2]。丁香、柿蒂各二钱，人参一钱，生姜五片。济生[3]香蒂仅二味，亦名丁香柿蒂汤，加姜煎。古方单用柿蒂，取其苦温降气；《济生》加丁香、生姜，取其开郁散痰；加参者，扶其胃气也。或加竹橘用皆良。加竹茹、橘红，名丁香柿蒂竹茹汤，治同。

丁香柿蒂汤由丁香、柿蒂、人参、生姜组成，能温中降逆，益气和胃，主治胃气虚寒导致的呃逆。严用和《济生方》中的柿蒂汤只有丁香、柿蒂两味药，能温中降逆，主治胃寒气郁，呃逆不止。若加入竹茹、橘红即是丁香柿蒂竹茹汤，亦能温中降逆，化痰和胃，主治胃寒气郁有痰之呃逆。

定喘汤 哮喘

定喘汤白果与麻黄，款冬半夏白皮桑。苏杏黄芩兼甘草，肺寒膈热[4]喘哮[5]尝。白果（炒黄）三十枚，麻黄、半夏（姜制）、款冬各三钱，桑皮（蜜炙）、苏子各二钱，杏仁、黄芩各钱半，甘草一钱，加姜煎。麻黄、杏仁、桑皮、甘草散表寒而清肺气，款冬温润，白果收涩，定喘而清金，黄芩清热，苏子降气，半夏燥痰，共成散寒疏壅之功。

定喘汤由白果、麻黄、款冬花、半夏、桑白皮、苏子、杏仁、黄芩和甘草组成，能宣肺降气，祛痰平喘，主治外感风寒，肺气失宣，痰热内蕴证。

---

[1]呃逆：气逆作声，俗称打嗝。

[2]戕：伤害。

[3]济生：严用和《济生方》。

[4]肺寒膈热：指素体多痰，又外感风寒，肺气壅闭，不得宣降，痰不得出，郁结生热。

[5]喘哮：呼吸急促，喉间有痰鸣声。

理血之剂

十三首　附方七

四物汤养血通剂

四物汤，《局方》地芍与归芎，血家百病此方通。当归（酒洗）、生地各三钱，白芍二钱，川芎钱半。当归辛、苦、甘温，入心脾，主血为君；生地甘寒，入心肾，滋血为臣；芍药酸寒，入肝脾，敛阴为佐；川芎辛温，通行血中之气为使。八珍汤合入四君子，参、术、苓、草。气血双疗功独崇[1]。四君补气，四物补血。再加黄芪与肉桂，加黄芪助阳固卫，加肉桂引火归元。十全大补汤补方雄[2]。补方之首。十全除却[3]芪地草，除生地、黄芪、甘草。加粟[4]米百粒煎之名胃风。汤。张元素治风客肠胃，飧泄完谷及瘿疭牙闭。

四物汤由熟地黄、白芍、当归、川芎四味药组成，能补血调血，主治营血虚滞证。八珍汤（《正体类要》）即本方合四君子汤（人参、白术、茯苓、甘草）而成，有补益气血的双重功效，主治气血两虚，值得推崇。八珍汤再加黄芪、肉桂，即十全大补汤（《太平惠民和剂局方》），能气血双补，助阳固卫，主治气血不足，虚劳咳嗽，食少遗精等。十全大补汤除去黄芪、熟地黄、炙甘草，加粟米（即小米）水煎名为胃风汤（《太平惠民和剂局方》），能益气补血，温胃祛风，主治胃肠虚弱，风冷乘虚侵入，客于肠胃。

人参养荣汤补气养血

人参养荣汤即十全[5]，汤，见前四物下。除却川芎

人参养荣汤就是十全大补汤

---

[1]崇：推重，推崇。

[2]雄：称雄，胜过。

[3]却：祛除。

[4]粟：小米。

[5]十全：即"十全大补汤"。

五味联。陈皮远志加姜枣，脾肺气血补方先。即十全大补汤除川芎，加五味、陈皮、远志。薛立斋曰：气血两虚，变生诸症，不问脉病，但服此汤，诸症悉[1]退。

去掉川芎，加入五味子、陈皮、远志、生姜、大枣而成。本方有益气补血、养心安神之功效。治疗积劳虚损、脾肺气虚、营血不足证首选此方。

归脾汤 引血归脾

归脾汤《济生》用术参芪，归草茯神远志随。酸枣木香龙眼肉，煎加姜枣益心脾。怔忡（zhēng chōng）[2]健忘俱可却，肠风[3]崩漏[4]总能医。人参、白术（土炒）、茯神、枣仁、龙眼肉各二钱，黄芪（蜜炙）钱半，当归（酒洗）、远志各一钱，木香、甘草（炙）各八分。血不归脾则妄行，参、芪、甘、术之甘温以补脾，志、茯、枣仁、龙眼之甘温、酸苦以补心，当归养血，木香调气，气壮则自能摄血矣。

归脾汤由白术、人参、黄芪、当归、炙甘草、茯神、远志、酸枣仁、木香、龙眼肉组成，加生姜、大枣煎服，能益气补血，健脾养心，主治思虑过度，劳伤心脾，心脾两虚，气血不足证，以及脾不统血证。本方可除去心悸怔忡、健忘失眠，也能治愈肠风崩漏。

当归四逆汤 益血复脉

当归四逆[5]汤，仲景桂枝芍，细辛甘草木通著。再加大枣治阴厥[6]，脉细阳虚由血弱。当归、桂枝、芍药、细辛各三两，甘草（炙）、木通各二两，枣二十五枚。成氏曰：通脉者，必先入心补血，当归之苦以助心血。心苦缓，急食酸以收之，芍药之酸，以收心气。肝苦急，急食甘以缓之，甘草、大枣、木通以缓阴血。内有久寒加姜茱，

当归四逆汤由当归、桂枝、芍药、细辛、炙甘草、通草、大枣组成，能温经散寒、养血复脉，主治阳虚血弱，寒凝经脉证。若患者内有久寒，就在当归四逆汤中加入生姜、吴茱萸，有温中散寒、养血通脉之功效，主治平素胃寒，阳虚血弱，经脉受寒。不用附子及干姜，因为辛热

---

[1]悉：全部，都。

[2]怔忡：是以阵发性，或持续发作为特点，患者自觉心中剧烈跳动的一种急性病证。

[3]肠风：因风热客于肠胃或湿热蕴积肠胃，久而损伤阴络，致大便时出血。

[4]崩漏：是指女性非周期性子宫出血，其发病急骤，暴下如注，大量出血者为"崩"；病势缓，出血量少，淋漓不绝者为"漏"。

[5]四逆：此指手足厥冷，只是手从指至腕，足从趾至踝不温。

[6]阴厥：即寒厥。因阳虚血弱，又受寒邪，寒凝经脉，四肢不温之证。

素有久寒者，加吴茱萸二升，生姜半斤酒煎，名四逆加吴茱萸生姜汤，仲景。发表温中通脉络。桂枝散表风，吴茱萸、姜、细辛温经，当归、木通通经复脉。不用附子及干姜，助阳过剂阴反灼（zhuó）[1]。姜附四逆在于回阳，当归四逆在于益血复脉，故虽内有久寒，只加生姜、吴茱萸，不用干姜、附子，恐反灼其阴也。

太过反而易灼伤阴血。

养心汤补血宁心

养心汤用草芪参，二茯芎归柏（bǎi）子寻。夏曲远志兼桂味，再加酸枣总宁心。黄芪（蜜炙）、茯苓、茯神、川芎、当归（酒洗）、半夏曲各一两，甘草（炙）一钱，人参、柏子仁（去油）、肉桂、五味子、远志、枣仁（炒）各二钱半，每服五钱。参、芪补心气，芎、归养心血，二茯、柏仁、远志泄心热而宁心神，五味、枣仁收心气之散越，半夏去扰心之痰涎，甘草补土以培心子，赤桂引药以达心经。

养心汤由炙甘草、炙黄芪、人参、茯苓、茯神、川芎、当归、柏子仁、半夏曲、远志、肉桂、五味子、酸枣仁组成，诸药合用，有补血宁心之功。本方主治心虚血少证，症见心神不宁，怔忡惊惕等。

桃仁承气汤膀胱蓄血

桃仁承气汤，仲景五般奇，甘草硝黄并桂枝。桃仁（去皮尖，研）五十枚，大黄四两，芒硝、桂枝、甘草各二两。硝、黄、甘草，调胃承气也。热甚搏血，故加桃仁润燥缓肝，表证未除，故加桂枝调经解表。热结膀胱少腹胀，如狂[2]蓄血[3]最相宜。小腹胀而小便自利，知为蓄血，下焦蓄血发热，故如狂。

桃仁承气汤由五种有神奇疗效的药物组成，即桃仁、炙甘草、芒硝、大黄和桂枝。本方有破血下瘀之功效，治疗热结膀胱少腹胀满、其人如狂等下焦蓄血证最为适宜。

---

[1]灼：发烧，内热，灼伤。

[2]如狂：神态失常，不能自制。

[3]蓄血：病证名。指因瘀热互结，气机失常所致，以急性腹痛、出斑疹、身热、神志如狂等为主要表现的病证。

犀角地黄汤 胃热吐衄

犀（xī）角地黄汤芍药丹，生地半两，白芍一两，丹皮、犀角二钱半，每服五钱。血升胃热火邪干。斑黄阳毒[1]皆堪治，犀角大寒，解胃热而清心火；芍药酸寒，和阴血而散肝火；丹皮苦寒，散血中之伏火；生地大寒，凉血而滋水，以其平诸药之僭逆也。或益[2]柴芩总伐[3]肝。因怒致血者，加柴胡、黄芩。

犀角地黄汤由犀角、生地黄、芍药、牡丹皮组成，有清热解毒、凉血散瘀之功效，主治伤寒温病、热入血分、迫血妄行之证，对于阳毒发斑也很有效。若是郁怒而致肝火盛出血者，可用本方加柴胡、黄芩，以清泻肝火。

咳血方 咳嗽痰血

咳血方中诃（hē）子收[4]，瓜蒌（lóu）海石山栀投。青黛蜜丸口噙（qín）[5]化，咳嗽痰血服之瘳（chōu）[6]。诃子（煨取肉）、瓜蒌仁（去油）、海石（去砂）、栀子（炒黑）、青黛（水飞）等份，蜜丸，嗽甚加杏仁。青黛清泻肝火，栀子清肺凉心，瓜蒌润燥滑痰，海石软坚止嗽，诃子敛肺定喘。不用血药者，火退而自止也。

咳血方能清肝宁肺，化痰止咳，主治肝火犯肺之咳血证。方中的诃子具有敛肺止咳的作用，再加上瓜蒌仁、海石、炒山栀、青黛，用白蜜和生姜汁做成药丸，含在口中化服，咳嗽、痰稠带血之人服用疾病即愈。

秦艽白术丸 血痔便秘

东垣秦艽白术丸，归尾桃仁枳实攒（cuán）[7]。地榆泽泻皂角子，糊丸血痔[8]便艰难。大肠燥结，故

秦艽白术丸由李东垣创制，其方由秦艽、白术、当归尾、桃仁、枳实、地榆、泽泻、皂角子

---

[1]斑黄阳毒：即阳毒发斑。

[2]益：增加。

[3]伐：伤害。

[4]收：收敛。

[5]噙：含在口中。

[6]瘳：病愈。

[7]攒：聚集。

[8]血痔：肛门痔之一种。指便血明显的痔疮。

便难。秦艽、白术、归尾（酒洗）、桃仁（研）、地榆各一两，枳实（麸炒）、泽泻、皂角子（烧存性）各五钱，糊丸。归尾、桃仁以活血，秦艽、皂子以润燥，枳实泄胃热，泽泻泻湿邪，地榆以破血止血，白术以燥湿益气。**仍有苍术防风剂，润血疏风燥湿安。** 本方除白术、归尾、地榆，加苍术、防风、大黄、黄柏、槟榔，名秦艽苍术汤。除枳实、皂角、地榆，加防风、升麻、柴胡、陈皮、炙甘草、黄柏、大黄、红花，名秦艽除风汤，治并同。

组成，诸药配合做成药丸服用，能疏风活血，润燥通便，凉血止血，主治血痔、痔漏。又有秦艽苍术汤和秦艽防风汤，皆有疏风祛湿、活血止痛之功效，同样主治痔疮、痔漏。

槐花散_{便血}

槐花散用治肠风^[1]，侧柏（bǎi）叶黑荆（jīng）芥枳壳充。为末等分米饮下，宽肠凉血逐风功。槐花、柏叶凉血，枳壳宽肠，荆芥理血疏风。

槐花散用来治疗肠风，其方由槐花、侧柏叶、荆芥穗、枳壳组成。四味药取相等分量，研成细末用清米汤调服，有清肠止血、疏风下气之功效，主治肠风脏毒下血。

小蓟饮子_{血淋}

小蓟（jì）饮子藕节蒲黄，炒黑。木通滑石生地襄。归草当归、甘草栀子淡竹叶，等份煎服。**血淋^[2]热结服之良。** 小蓟、藕节散瘀血，生地凉血，蒲黄止血，木通泻心火达小肠，栀子散郁火出膀胱，竹叶清肺凉心，滑石泻热利窍，当归引血归经，甘草和中调气。

小蓟饮子由小蓟、藕节、蒲黄、木通、滑石、生地黄、当归、炙甘草、栀子、淡竹叶组成，能凉血止血，利尿通淋，下焦热结所致的血淋、尿血患者，服用疗效甚佳。

四生丸_{血热妄行}

四生丸《济生》用三般叶，侧柏艾荷生地协。侧

四生丸由三种叶类药材组成，即生侧柏叶、生艾叶、生荷叶，配上生地黄，相同分量的四

---

[1] 肠风：此处指因风邪热毒壅遏于肠胃血分，损伤血络，血渗肠道。

[2] 血淋：淋证之一。即小便淋涩不畅，尿时痛而有血。有血虚、血冷、血热、血瘀之分。此处指瘀热结于下焦所致之血淋。

柏叶、艾叶、荷叶、生地黄。等分生捣如泥煎，血热妄行[1]止衄（nǜ）惬（qiè）[2]。侧柏、生地补阴凉血，荷叶散瘀血、留好血，艾叶生者性温，理气止血。

味药捣烂做丸药服用。本方有凉血止血之功效，治疗血热妄行、吐血、衄血疗效甚佳。

复元活血汤 损伤积血

复元活血[3]汤《发明》柴胡，花粉当归山甲俱。桃仁红花大黄草，损伤瘀血酒煎祛。柴胡五钱，花粉、当归、穿山甲（炮）、甘草、红花各三钱，桃仁五十枚（去皮尖，研），大黄一两。每服一两，酒煎。血积必于两胁，属肝胆经，故以柴胡引用为君，以当归活血脉，以甘草缓其急，以大黄、桃仁、红花、山甲、花粉破血润血。

复元活血汤由柴胡、天花粉、当归、穿山甲、桃仁、红花、大黄、甘草组成，用水酒各半煎服，能活血祛瘀，疏肝通络，主治跌打损伤、瘀血留于胁下之证。

---

[1]血热妄行：一般指血热妄行证。即热入血分，损伤血络而表现的出血证候。其表现为皮肤出现青紫斑点或斑块，或伴有鼻衄、尿血或有发热、口渴、便秘，舌血，苔黄，脉弦数。

[2]惬：满意。

[3]复元活血：本方有活血祛瘀之功，能祛除积在胁下的瘀血，使瘀血去，新血生，气调畅，血脉通，则胁痛自平。

祛风之剂

十二首　附方三

小续命汤 风证通剂

小续命汤《千金》桂附芎，麻黄参芍杏防风。黄芩防己兼甘草，六经[1]风中（zhòng）[2]此方通。通治六经中风，㖞（wāi）邪[3]不遂，语言謇（jiǎn）涩[4]，及刚柔二痉（jìng）[5]，亦治厥阴[6]风湿。防风一钱二分，桂枝、麻黄、人参、白芍（酒炒）、杏仁（炒研）、川芎（酒洗）、黄芩（酒炒）、防己、甘草（炙）各八分，附子四分，姜、枣煎。麻黄、杏仁，麻黄汤也，治寒；桂枝、芍药，桂枝汤也，治风。参、草补气，芎、芍养血，防风治风淫，防己治湿淫，附子治寒淫，黄芩治热淫，故为治风通剂。刘宗厚曰：此方无分经络，不辨寒热虚实，虽多，亦奚以为？

昂按：此方今人罕用，然古今风方，多从此方损益[7]为治。

小续命汤由桂枝、附子、川芎、麻黄、人参、芍药、杏仁、防风、黄芩、防己、甘草和生姜组成，有祛风散寒、扶正除湿之功效，主治六经中风证。凡六经被风邪所伤的病证皆可用本方加减治疗。

---

[1] 六经：即太阳经、阳明经、少阳经、太阴经、少阴经、厥阴经的合称。

[2] 中：伤害，侵袭。

[3] 㖞邪：口眼歪斜，口僻而瘫。

[4] 謇涩：言辞不顺畅。

[5] 痉：痉挛，抽筋。

[6] 厥阴：指厥阴病，六经病之一，为里虚而阴阳胜复，寒热错杂（多为上热下寒）的证候。

[7] 损益：增减，改动。

大秦艽汤 搜风活血降火

大秦艽（jiāo）汤《机要》羌活防，芎芷辛芩二地黄。石膏归芍苓甘术，风邪散见可通尝。治中风，风邪散见，不拘一经者。秦艽、石膏各三两，羌活、独活、防风、川芎、白芷、黄芩（酒炒）、生地（酒洗）、熟地、当归（酒洗）、茯苓、芍药（酒炒）、甘草（炙）、白术（土炒）各一两，细辛五钱，每服一两。刘宗厚曰：秦艽汤、愈风汤，虽有补血之药，而行经散风之剂居其大半，将何以养血而益筋骨也？

昂按：治风有三法，解表、攻里、行中道也。初中必挟外感，故用风药解表散寒，而用血药、气药调里，活血降火也。

大秦艽汤由秦艽、羌活、独活、防风、川芎、白芷、黄芩、细辛、生地黄、熟地黄、石膏、当归、白芍、茯苓、炙甘草、白术组成，有祛风清热、养血活血之功效，主治风邪初中经络证。风邪散见、不拘一经者皆可用本方治疗。

三生[1]饮 卒中[2]痰厥[3]

三生饮《局方》用乌附星，三皆生用木香听。生南星一两，生川乌、附子（去皮）各五钱，木香二钱。加参对半扶元气，每服一两，加参一两。卒中（cù zhòng）痰迷[4]服此灵。乌、附燥热，行经逐寒；南星辛烈，除痰散风。重用人参以扶元气，少佐木香以行逆气。《医贯》曰：此行经散痰之剂，斩关擒王之将，宜急用之。凡中风口闭为心绝，手撒为脾绝，眼合为肝绝，遗尿为肾绝，鼻鼾为肺绝。吐沫直视，发直头摇，面赤如朱，汗坠如珠者，皆不治。若

三生饮由生川乌、生附子、生南星、木香组成，前三味药皆生用，又加木香理气。本方有散风除痰、助阳祛寒之功效，主治卒中痰厥证。若患者平素元气虚弱而突然中风痰迷，要加人参以扶正祛邪，卒中痰迷者服此方颇有效验。星香散（《医方集解》）由胆星、木香组成，能化痰调气，也用来治疗卒中证，主治中

---

[1] 三生：方中川乌、附子、南星三味药皆生用，取其力峻而行速，故名三生饮。

[2] 卒中：卒，同"猝"，突然。卒中，即中风，突然发生昏仆，不教平等症。

[3] 痰厥：厥症之一。因因痰盛气闭而引起的四肢厥冷，甚至昏厥的病证。本方证为因寒痰壅盛而致。

[4] 痰迷：即痰蒙心包。指神志失常、癫痫、昏厥等心神被蒙之证。

服此汤，间有生者。星香散亦治卒中，体肥不渴邪在经。中脏、中腑者重，中经者稍轻。胆星八钱，散痰，木香二钱，行气，为末服。易简方加姜煎服，名星香散。

风痰盛，体肥不渴者。

地黄饮子 痰厥风邪

地黄[1]饮子河间山茱斛，麦味菖蒲远志茯。苁蓉（cōng róng）桂附巴戟天，少入薄荷姜枣服。熟地、山萸肉、石斛、麦冬、五味、石菖蒲、远志、茯苓、肉苁蓉、官桂、附子（炮）、巴戟天等份，每服五钱，加薄荷少许煎。喑（yīn）厥[2]风痱（féi）[3]能治之，口噤身疼为喑厥，四肢不收为风痱。火归水中水生木。熟地以滋根本之阴，桂、附、苁蓉、巴戟以返真元之火，山茱、石斛平胃温肝，志、苓、菖蒲补心通肾，麦、味保肺以滋水源，水火既交，风火自息矣。刘河间曰：中风，非外中之风，良由将息失宜，心火暴甚，肾水虚衰，不能制之，故卒倒无知也。治宜和脏腑，通经络，便是治风。《医贯》曰：痰涎上涌者，水不归元也；面赤烦渴者，火不归元也。惟桂、附能引火归元，火归水中，则水能生木，木不生风，而风自息矣。

地黄饮子由熟地黄、山茱萸、石斛、麦冬、五味子、石菖蒲、远志、茯苓、肉苁蓉、肉桂、炮附子、巴戟天组成，加入少量薄荷、生姜、大枣煎服，有滋肾阴、补肾阳、开窍化痰之功效，主治喑痱证。喑厥风痱都可治疗，诸药相配，使下元得补，虚阳归肾，阴精旺盛。

独活汤 瘛疭昏愦（kùi）

独活汤丹溪中羌独防，芎归辛桂参夏菖。茯神远志白薇草，瘛疭（chì zòng）[4]音炽纵昏愦[5]力能

独活汤由羌活、独活、防风、川芎、当归、细辛、桂心、人参、半夏、菖蒲、茯神、远志、白薇、炙甘草组成，有疏风

---

[1] 地黄：本方为熟地黄，取其滋养肾阴之功。

[2] 喑厥：喑，指哑，不能说话。厥，突然昏倒，不省人事，手足厥冷。

[3] 风痱：中风后出现偏瘫。

[4] 瘛疭：指手脚痉挛，口歪眼斜的症状。亦称"抽风"。

[5] 昏愦：指神志混乱，不明事理的症状。

匡（kuāng）[1]。羌活、独活、防风、当归、川芎、细辛、桂心、人参、半夏、菖蒲、茯神、远志、白薇各五钱，甘草（炙）二钱半，每服一两，加姜、枣煎。肝属风而主筋，故瘛疭为肝邪。二活、防风治风，辛、桂温经，半夏除痰，芎、归和血，血活则风散也。肝移热于心则昏愦。人参补心气，菖蒲开心窍，茯神、远志安心，白薇退热止风。风静火息，血活神宁，瘛疭自已矣。

散邪、补肝宁心、兼以开窍之功效，主治肝虚受风证。本方甚能扶正手脚痉挛、口歪眼斜、神志昏愦之证。

顺风匀气散 喎僻偏枯

顺风匀气散术乌沉，白芷天麻苏叶参。木瓜甘草青皮合，喎（wāi）僻[2]偏枯[3]口舌喑。口眼喎斜，偏枯不遂，皆由宗气不能周于一身。白术二钱，乌药钱半，天麻、人参各五分，苏叶、白芷、木瓜、青皮、甘草（炙）、沉香（磨）各三分，加姜煎。天麻、苏、芷以疏风气，乌药、青、沉以行滞气，参、术、炙草以补正气，气匀则风顺矣，木瓜伸筋，能于土中泻木。

顺风匀气散由白术、乌药、沉香、白芷、苏叶、天麻、人参、木瓜、炙甘草、青皮组成，诸药配合能顺风匀气，主治半身不遂、口眼歪斜、舌强不能言语之证。

上中下通用痛风汤 上中下痛风[4]

黄柏（bò）苍术天南星，桂枝横行防己下行及威灵。仙，上下行。桃仁红花龙胆草，下行。羌芷上行川芎上下行神曲停。痛风湿热与痰血，上中下通用之听。黄柏（酒炒）、苍术（泔浸）、南星、姜各二两半，防己、桃仁（去皮尖）、胆草、白芷、川芎、神曲（炒）各一两，桂

上中下通用痛风方由黄柏、苍术、天南星、桂枝、防己、威灵仙、羌活、桃仁、红花、龙胆草、白芷、川芎、炒神曲组成。诸药配合，能疏风清热，祛湿化痰，活血止痛，主治痛风证。痛风湿热、痰血及上中下各种原因引起的痛风皆可用本方治疗。

---

[1] 匡：纠正。

[2] 喎僻：口眼歪斜。

[3] 偏枯：即半身不遂。

[4] 痛风：即风痹。由风寒湿邪侵袭经络、肢节所致，其中以风邪为甚。症见肢节疼痛，游走不定等。

枝、威灵仙、红花、羌活各二钱半，曲糊丸，名上中下通用痛风汤。黄柏清热，苍术燥湿，龙胆泻火，防己利水，四者治湿与热。桃仁、红花活血祛瘀，川芎血中气药，南星散风燥痰，四者活血与痰。羌活去百节风，白芷去头面风，桂枝、威灵去臂胫风，四者所以治风。加神曲者，消中焦陈积之气也。症不兼者，加减为治。

独活寄生汤 风寒湿痹[1]

独活寄生汤，《千金》艽防辛，芎归地芍桂苓均。杜仲牛膝人参草，冷风顽痹屈能伸。独活、桑寄生、秦艽、防风、细辛、川芎（酒洗）、当归（酒洗）、白芍（酒炒）、熟地、桂心、茯苓、杜仲（姜汁炒断丝）、牛膝、人参、甘草等份，每服四钱。若去寄生加芪续，黄芪、续断。汤名三痹古方珍。名三痹汤，治风寒湿三痹。喻嘉言曰：此方用参、芪、四物一派补药，加艽、防胜风湿，桂、辛胜寒，细辛、独活通肾气，凡治三气袭虚成痹者，宜准诸此。

独活寄生汤由独活、桑寄生、秦艽、防风、细辛、川芎、当归、干地黄、芍药、肉桂心、茯苓、杜仲、牛膝、人参、甘草组成。本方有祛风湿、止痹痛、益肝肾、补气血之功效，主治风寒湿痹，肝肾两亏，气血不足证。风湿乘虚而入，肢节屈伸不利的顽固痹证，服之能使肢节屈伸自如。本方若去掉桑寄生加入黄芪、续断，即古代珍贵的"三痹汤"。其能祛风胜湿，益气养血，主治风寒湿痹及气血凝滞，手足拘挛等。

消风散 消风散热

消风[2]散内羌防荆，芎朴参苓陈草并。僵蚕蝉蜕藿香入，为末茶调或酒行。头痛目昏项背急，顽麻[3]瘾（yǐn）疹[4]服之清。人参、防风、茯苓、川芎、羌活、僵蚕（炒）、蝉蜕、藿香各二两，荆芥、厚朴（姜汁

消风散由羌活、防风、荆芥、川芎、厚朴、人参、茯苓、陈皮、炙甘草、僵蚕、蝉蜕、藿香组成，研为细末用茶水调服或者用酒调服。本方能消风散热，

---

[1] 湿痹：病名。痹病的一种。症见肢体关节重着，肿胀，痛有定处，活动不便，肌肤麻木不仁，苔白腻，脉濡缓。

[2] 消风：本方有消风散热之功，故名消风散。

[3] 顽麻：经久不愈的麻木证。多由气血俱虚，经脉失于濡养，或风、热、湿、寒、痰、瘀留于脉络所致。

[4] 瘾疹：以异常瘙痒、皮肤出现成块、成片状风团为主症的疾病，因其时隐时起，遇风易发，故名"瘾疹"，又称为"风疹块""荨麻疹"。

炒）、陈皮（去白）、甘草（炙）各五钱。每服三钱，茶调下。疮癣，酒下。羌、防、芎、荆，治头目、项背之风，僵蚕、蝉蜕散咽膈、皮肤之风，藿香、厚朴去恶散满，参、苓、甘、桔辅正调中。

理气健脾，主治风热上攻证，又治妇人血风。头痛目昏、项背拘急、皮肤顽麻、瘾疹瘙痒证患者，服用本方也能见效。

川芎茶调散 头目风热

川芎茶调散《局方》荆防，辛芷薄荷甘草羌。目昏鼻塞风攻上，正偏头痛悉能康。薄荷三钱，川芎、荆芥各四钱，防风钱半，细辛一钱，羌活、白芷、甘草（炙）各二钱，为末。每服三钱，茶调下。羌活治太阳头痛，白芷治阳明头痛，川芎治少阳、厥阴头痛，细辛治少阴头痛，防风为风药卒徒，薄荷、荆芥散风热而清头目。以风热上攻，宜于升散，巅顶之上，惟风药可到也。加甘草以缓中，加茶调以清降。方内若加僵蚕菊，菊花茶调散用亦臧（zāng）[1]。菊花清头目，僵蚕去风痰。

川芎茶调散由川芎、荆芥、防风、细辛、白芷、薄荷、炙甘草、羌活组成，共研细末，清茶调服。本方有疏风止痛之功效，主治外感风邪头痛。服用本方能使外感风邪、头昏鼻塞、偏正头痛之人身体恢复安康。本方若加入菊花、僵蚕，名为"菊花茶调散"。其有疏风止痛、清利头目之功效，主治风热上犯之头痛。服用它治疗偏正头痛及眩晕偏于风热者疗效很好。

清空膏 风湿头风

清空膏，东垣芎草柴芩连，羌防升之入顶巅（diān）[2]。为末茶调如膏服，正偏头痛一时蠲（juān）[3]。川芎五钱，甘草（炙）两半，柴胡七钱，黄芩（酒炒）、黄连（酒炒）、羌活、防风各一两，每服三钱。风寒湿热上攻头脑则痛，头两旁属少阳，偏头痛属少阳相火。芩、连苦寒，以羌、防、川、柴升之，则能去湿热于高巅之上矣。

清空膏由川芎、炙甘草、柴胡、黄芩、黄连、羌活、防风组成，诸药与羌活、防风等升散药配合使用，即能上至巅顶祛风除湿，清热止痛，主治风湿热上壅之头痛。上药研为细末，用茶少许调成膏状服下，能使偏正头痛很快消除。

---

[1] 臧：善、好。

[2] 巅：头顶。

[3] 蠲：消除，免除。

人参荆芥散 妇人血风劳

人参荆芥散《妇宝》熟地，防风柴枳芎归比。酸枣鳖羚桂术甘，血风劳[1]作风虚[2]治。血脉空疏，乃感风邪，寒热盗汗，久渐成劳。人参、荆芥、熟地、柴胡、枳壳、枣仁（炒）、鳖甲（童便炙）、羚羊角、白术各五分，防风、甘草（炙）、当归、川芎、桂心各三分，加姜煎。防风、柴、羚以疏风平木，地黄、龟、鳖以退热滋阴，芎、归、桂枝以止痛调经，参、术、炙草、枣仁以敛汗补虚，除烦进食。

人参荆芥散由人参、荆芥、熟地黄、防风、柴胡、枳壳、川芎、当归、炒酸枣仁、炙鳖甲、羚羊角、桂心、白术、甘草组成。本方有散风清热、益气养血之功效，主治妇女血风劳证。

---

[1]血风劳：指妇人血脉空虚，感受风邪，而致寒热盗汗，长期不愈，造成虚劳。

[2]风虚：体内虚弱，而外感风邪。

祛寒之剂

十二首　附方二

理中汤寒客中焦

理中[1]汤仲景主理中乡，仲景曰：理中者，理中焦。甘草人参术黑姜[2]。白术（土炒）二两，人参、干姜（炮）、甘草（炙）各一两。治太阴厥逆，自利不渴，脉沉无力。人参利气益脾为君，白术健脾燥湿为臣，甘草和中补土为佐，干姜温胃散寒为使。呕利腹痛阴寒盛，或[3]加附子总扶阳。名附子理中汤。

理中汤主理中焦脾胃。本方由炙甘草、人参、白术、黑干姜组成，有温中祛寒、补气健脾之功效，主治中焦虚寒证，症见呕吐、下利、腹痛等。本方加附子即附子理中汤，有温阳祛寒、益气健脾之功效，主治脾胃虚寒，风冷相乘。方中的附子辛热，能温阳散寒，回阳救逆。附子理中汤较理中汤而言，温中散寒力更强，适用于脾胃阳虚寒盛的重证。

真武汤壮肾阳

真武[4]汤仲景壮肾中阳，茯苓术芍附生姜。附子一枚（炮），白术二两（炒），茯苓、白芍（炒）、生姜各三两。少阴腹痛有水气，悸眩[5]瞤（rún）惕[6]保安康。中有水气，故心悸头眩；汗多亡阳，故肉瞤筋惕。瞤，

真武汤有壮肾温阳利水之功效。本方由茯苓、白术、芍药、附子、生姜组成，主治脾胃阳虚、水气内停证，以及太阳病发汗太过，阳虚水泛证。肾阳虚、寒水内停而致腹痛、小便不利，以及发汗太过而致的心悸头眩、

---

[1] 理中：调理中焦脾胃。

[2] 黑姜：炮姜。

[3] 或：若，如果。

[4] 真武：亦称"玄武"。俗称"真武大帝""玄天上帝"，为传说中的北方之神。根据阴阳五行学说，北方属水，故北方之神即为水神。

[5] 悸眩：心悸眩晕一类病证。

[6] 瞤惕：肌肉抽动。肉瞤筋惕，指体表筋肉不自主地惕然瘛（chì）动。

音纯，动貌。苓、术补土利水，以疗悸眩；姜、附回阳益火，以逐虚寒；芍药敛阴和营，以止腹痛。真武，北方水神。肾中火足，水乃归元。此方补肾之阳，壮火而利水，故名。

身体肌肉跳动之人服用，皆有极好之疗效。

四逆汤阴证厥逆

四逆[1]汤仲景中姜附草，三阴[2]厥逆[3]太阳沉[4]。附子一枚（生用），干姜一两，甘草（炙）二两，冷服。专治三阴厥逆，太阳初证脉沉亦用之。或益姜葱参芍桔，通阳复脉力能任。音仁。面赤，格阳于上也，加葱白通阳；腹痛，加白芍和阴；咽痛，加桔梗利咽；利止脉不出，加人参补气复脉；呕吐，加生姜以散逆气。

四逆汤由干姜、附子、炙甘草组成，有回阳救逆之功效，主治阳衰寒厥证。若随证配伍生姜、葱白、人参、芍药、桔梗，有回阳通脉之功。

白通加猪胆汁汤阴盛格阳

白通[5]加尿猪胆汁，汤，仲景。尿，音鸟，去声，小便也。俗读平声，非。干姜附子兼葱白。附子一枚（炮），干姜一两，葱白四茎，此白通汤也。葱白以通阳气，姜、附以散阴寒，加人尿五合，猪胆汁一合。热因寒用妙义深，阴盛格阳[6]厥无脉。阴寒内盛，格阳于外，故厥热无脉，纯与热药，则寒气格拒，不得达入，故于热剂中加尿汁，寒药以为引用，使得入阴而回阳也。

白通加猪胆汁汤由干姜、生附子、人尿、猪胆汁、葱白组成。此方以热药为主，佐以少量寒凉药的配伍特点含义深远，有破阴回阳、宣通上下之功效，主治阴盛格阳、四肢厥逆、无脉之证。

---

[1]四逆：四肢温和为顺，不温为逆。

[2]三阴：即足太阴脾、足少阴肾、足厥阴肝。

[3]厥逆：指四肢厥冷，手冷可过肘，足冷可过膝，由阳气内衰，阴寒大盛所致，此处指阴证厥逆。

[4]太阳沉：指太阳证脉沉者。

[5]白通：即白通汤，由葱白四茎、干姜一两、附子一枚三味药组成。

[6]阴盛格阳：体内阴寒太盛，格拒虚阳于外，出现真寒假热之证。

吴茱萸汤 吐利寒厥[1]

吴茱萸汤仲景人参枣，重（zhòng）用生姜温胃好。阳明寒呕太阳热呕忌用少阴下利，厥阴头痛[2]皆能保。吴茱萸一升（炮），人参三两，生姜六两，枣十二枚。姜、茱、参、枣，补土散寒。茱萸辛热，能入厥阴，治肝气上逆而致呕利腹痛。

吴茱萸汤由吴茱萸、人参、大枣组成，重用生姜温胃散寒效果更好。本方有温中补虚、降逆止呕之功效，对阳明虚寒所致食谷欲呕、少阴吐利、厥阴头痛皆有疗效。

益元汤 戴阳烦躁

益元汤，《活人》艾附与干姜，麦味知连参草将。附子（炮）、艾叶、干姜、麦冬、五味子、知母、黄连、人参、甘草。艾叶辛热，能回阳。姜枣葱煎入童便，冷服。内寒外热名戴阳[3]。此乃阴盛格阳之证，面赤身热，不烦而躁，但饮水不入口，为外热内寒。此汤姜、附加知、连，与白通加人尿、猪胆汁同义，乃热因寒药为引用也。

按：内热曰烦，为有根之火；外热曰躁，为无根之火。故但躁不烦及先躁后烦者，皆不治。

益元汤由艾叶、炮附子、干姜、麦冬、五味子、知母、黄连、人参、炙甘草组成，加生姜、大枣、葱白水煎，再加童子小便一匙服用。本方有益元阳、逐阴寒、引火归元之功效，主治真寒假热的戴阳证。

回阳救急汤 三阴寒厥

回阳救急汤，节庵曰：即四逆汤用六君[4]，桂附干姜五味群。附子（炮）、干姜、肉桂、人参各五分，白术、茯苓各一钱，半夏、陈皮各七分，甘草三分，五味九粒，姜

回阳救急汤由六君子汤的人参、白术、茯苓、炙甘草、陈皮、半夏加上肉桂、熟附子、干姜、五味子组成，服药时加麝香三厘或无脉加猪胆汁服用。本方有回阳救急、益气生脉之功效，主治寒邪直中三阴，真阳衰微

---

[1] 寒厥：因阳气虚衰又有寒而引起的四肢逆冷。

[2] 厥阴头痛：邪犯厥阴所致，以头痛为常见症的厥阴病证。

[3] 戴阳：指重病后期出现面红颧赤的征象。常兼见下利完谷、手足厥冷、里寒外热、脉微欲绝等症。

[4] 六君：即六君子汤。

煎。加麝三厘或猪胆汁，三阴寒厥^[1]见奇勋。姜、桂、附子祛其阴寒。六君温补，助其阳气。五味子、人参以生其脉。加麝香者，以通其窍；加胆汁者，热因寒用也。

证。本方对三阴寒厥的重证有奇特疗效。

四神丸肾虚脾泻

四神丸故纸^[2]吴茱萸，肉蔻（kòu）五味四般须。大枣百枚姜八两，破故纸四两（酒浸炒），吴茱萸一两（盐水炒），肉豆蔻三两（面裹煨），五味子三两（姜炒），生姜同煎。枣烂即去姜，捣枣肉为丸，临卧盐汤下，若早服，不能敌一夜之阴寒也。五更肾泻火衰扶。由肾命火衰，不能生脾土，故五更将交阳分，阳虚不能键闭而泄泻，不可专责脾胃也。故纸辛温，能补相火，以通君火，火盛乃能生土；肉豆蔻暖胃固肠，吴茱萸燥脾去湿，五味子补肾涩精，生姜温中，大枣补土，亦以防水也。

四神丸由补骨脂、吴茱萸、肉豆蔻、五味子组成，用百枚大枣、八两生姜同煮，取枣肉和药末捣匀做成丸药服用。本方有温补脾胃、涩肠止泻之功效，主治脾肾虚寒而致的五更泄泻。

厚朴温中汤虚寒胀满

厚朴温中汤陈草苓，干姜草蔻木香停。煎服加姜治腹痛，虚寒胀满用皆灵。厚朴、陈皮各一钱，甘草、茯苓、草豆蔻、木香各五分，干姜三分，加姜煎。干姜、草蔻辛热以散其寒，陈皮、木香辛温以调其气，厚朴辛温以散满，茯苓甘淡以利湿，甘草甘平以和中。寒散气行，痛胀自已矣。

厚朴温中汤由厚朴、陈皮、炙甘草、茯苓、干姜、草豆蔻、木香组成，加生姜煎服，有温中行气、燥湿除满之功效，主治脾胃伤于寒湿证。腹痛、虚寒胀满者服用也很见效。

---

[1] 三阴寒厥：寒邪直中三阴，真阳衰微。
[2] 故纸：即补骨脂。

导气汤 寒疝（shàn）

寒疝[1]痛用导气汤，川楝茴香与木香。吴茱煎以长流水[2]，散寒通气和小肠。疝，亦名小肠气。川楝四钱，木香五钱，茴香二钱，吴茱萸一钱，汤泡同煎。川楝苦寒，入肝舒筋，能导小肠、膀胱之热从小水下行，为治疝君药；茴香暖胃散寒；吴茱萸温肝燥湿；木香行三焦通气。

治疗寒疝痛用导气汤。此方由川楝子、小茴香、木香、吴茱萸组成，上述药用河中长流水煎服，有散寒止痛、疏肝行气、通利肠腑之功效。

疝气汤 寒湿疝气

疝气[3]方丹溪用荔枝核，栀子山楂枳壳益。荔枝双结，状类睾（gāo）丸，能入肝肾，辟寒散滞。栀子泻火利水，枳壳行气破癥，山楂散瘀磨积。睾，音皋，肾子也。再入吴茱暖厥阴，疝乃厥阴肝邪，非肾病，以肝脉络阴器也。长流水煎疝（shàn）痛释。等份，或为末，空心服。

疝气汤由荔枝核、栀子、炒山楂、枳壳组成，加入吴茱萸入肝经，有散寒燥湿、疏肝理气止痛之功效，主治寒湿疝气，用河中长流水煎服，能使疝气疼痛彻底解除。

橘核丸 疝㿗

橘核丸《济生》中川楝（liàn）桂，朴实延胡藻带昆。桃仁二木酒糊合，㿗（tuì）疝[4]痛顽盐酒吞。橘核、川楝子、海藻、海带、昆布、桃仁各二两，桂心、厚朴、枳实、延胡索、木通、木香各五钱，酒糊为丸，盐汤或酒下。橘核、木香能入厥阴气分而行气，桃仁、延胡索能入厥阴气分而活血，川楝、木通能导小肠、膀胱之湿，官桂能祛肝肾之寒，枳实、厚朴行结水而破宿血，昆布、藻、带寒行水而咸软坚。

橘核丸由橘核、炒川楝子、桂心、厚朴、炒枳实、炒延胡索、海藻、海带、昆布、桃仁、木香、木通组成，用酒煮糊做成药丸。本方有行气止痛、软坚散结之功效，主治㿗疝。

---

[1]寒疝：指寒邪侵于厥阴经的病证。症见阴囊冷痛肿硬、痛引睾丸、阴茎不举、喜暖畏寒、形寒肢冷等。
[2]长流水：河中常年流动的水。
[3]疝气：以阴囊、小腹疼痛肿起，涉及腰、胁、背以及心窝、脐周，伴有四肢厥冷、冷气抢心、止作无时为主要表现的疾病。此方所治为寒湿疝气。
[4]㿗疝：睾丸肿大坚硬，重坠胀痛或麻木不知痛痒的病证。由于寒湿内侵，留滞厥阴肝经，气血郁滞而致。

祛暑之剂

五首　附方十一

三物香薷饮 散暑和脾

三物香薷（rú）[1]饮，《局方》豆朴先，香薷辛温香散，能入脾肺，发越阳气以散蒸热。厚朴除湿散满，扁豆清暑和脾。若云热盛加黄连。名黄连香薷饮，《活人》治中暑热盛，口渴心烦。或加苓草茯苓、甘草名五物香薷饮，利湿祛暑木瓜宣。加木瓜名六味香薷饮，木瓜、茯苓治湿盛。再加参芪与陈术，兼治中伤十味全。六味加参、芪、陈皮、白术，名十味香薷饮。二香散合入香苏饮，五物香薷饮合香苏饮。香附、紫苏、陈皮、苍术，名二香散，治外感内伤，身寒腹胀。仍有藿薷汤香葛汤传。三物香薷饮合藿香正气散，名藿薷汤，治伏暑吐泻；三物香薷饮加葛根，名香葛汤，治暑月伤风。

三物香薷饮由香薷、白扁豆、厚朴组成。其有祛暑解表、化湿和脾之功效，主治夏月乘凉饮冷，外感于寒，内伤于湿证。若患者体内热盛，则由此方去扁豆，加黄连而成黄连香薷饮，可祛暑清热，主治中暑热盛、口渴心烦，或大便下鲜血等。此方若加茯苓、甘草，则为五物香薷饮，该方有祛暑和中之功用，主治伤暑泄泻，小便不利等。利湿祛湿当推五物香薷饮加木瓜而成的六味香薷饮。六味香薷饮再加上人参、黄芪、陈皮、白术，即祛暑利湿兼治脾胃失于健运的十味香薷饮。二香散是由三物香薷饮合香苏饮（由香附、紫苏叶、陈皮、甘草组成）加上木瓜、苍术而成，能祛暑解表、理气除湿，主治夏日外感风寒，内伤湿滞。有祛暑解表功效的方剂还有藿薷汤、香薷葛根汤等。藿薷汤由三物香薷饮合藿香正气散而成，主治伏暑吐泻。香薷葛根汤系三物香薷饮加葛根而成，主治暑日伤风见项背拘急及伤暑泄泻。

---

[1]三物香薷：本方由香薷、白扁豆、厚朴三味药组成，其中香薷是君药，故名"三物香薷饮"。

清暑益气汤 补肺生津，清热燥湿

清暑益气汤，东垣参草芪，当归麦味青陈皮。曲柏葛根苍白术，升麻泽泻枣姜随。人参、黄芪、甘草（炙）、当归（酒洗）、麦冬、五味、青皮（麸炒）、陈皮（留白）、神曲（炒）、黄柏（酒炒）、葛根、苍术、白术（土炒）、升麻、泽泻，加姜、枣煎。热伤气，参、芪补气敛汗；湿伤脾，二术燥湿强脾。火旺则金病而水衰，故用麦、味保肺生津，黄柏泻火滋水，青皮理气而破滞，当归养血而和阴，曲、草和中而消食，升、葛以升清，泽泻以降浊也。

清暑益气汤由人参、炙甘草、黄芪、当归、麦冬、五味子、陈皮、青皮、炒神曲、黄柏、葛根、苍术、白术、升麻、泽泻、生姜、大枣组成。其有清暑益气、祛湿健脾之功效，主治暑湿伤人，气津两伤证。

缩脾[1]饮 温脾清暑

缩脾饮用清暑气，砂仁草果乌梅暨（jì）[2]。甘草葛根扁豆加，吐泻烦渴温脾胃。砂仁、草果（煨）、乌梅、甘草（炙）各四两，扁豆（炒研）、葛根各二两。暑必兼湿，而湿属脾土，故用砂仁、草果利气温脾，扁豆解暑渗湿，葛根升阳生津，甘草补土和中，乌梅清热止渴。古人治暑多用温，如香薷饮、大顺散之类。暑为阴证此所谓。洁古曰：中热为阳证，为有余；中暑为阴证，为不足。经曰：脉虚身热，得之伤暑。大顺散杏仁姜桂甘，散寒燥湿斯为贵。先将甘草白沙炒，次入干姜、杏仁炒，合肉桂为末，每服一钱。吴鹤皋曰：此非治暑，乃治暑月饮冷受伤之脾胃耳。

缩脾饮用来清除暑气。此方由缩砂仁、草果、乌梅、炙甘草、葛根、白扁豆组成，有温脾止泻、除烦止渴之功效，主治感受暑湿，湿伤脾胃证。古人治疗被暑邪寒湿所致的阴暑证多用温药，本方就是这样。附方大顺散（《太平惠民和剂局方》）由干姜、肉桂、杏仁、甘草组成，有温中祛暑、散寒燥湿之功效，主治感受暑邪，热伏于里，又加饮冷过多，脾胃受湿，升降失常，脏腑不调。该方是散寒燥湿极为珍贵的代表方。

---

[1]缩脾：本方以缩砂仁为君药，有温脾消暑之功，故名"缩脾饮"。
[2]暨：和。

生脉[1]散 保肺复脉

生脉散麦味与人参，保肺清心治暑淫（yín）[2]。气少汗多兼口渴，病危脉绝急煎斟（zhēn）[3]。人参五分，麦冬八分，五味子九粒。人参大补肺气，麦冬甘寒润肺，五味酸收敛肺，并能泻火生津。盖心主脉，肺朝百脉，补肺清心，则气充而脉复。将死脉绝者服之，能令复生。夏月火旺烁金，尤宜服之。

生脉散由麦冬、五味子、人参组成，有益气生津、养阴保肺之功效，主治暑热耗伤气阴证，或久咳肺虚，气阴两伤证。气短、多汗、口渴及病危脉绝者，当急用本方煎汤服用。

六一[4]散 清暑利湿

六一散滑石同甘草，解肌行水兼清燥。统治表里及三焦，热渴暑烦泻痢保。滑石六两，甘草一两，灯心汤下，亦有用姜汤下者。滑石气轻解肌，质重泻火，滑能入窍，淡能行水，故能通治上下表里之湿热，甘草泻火和中，又以缓滑石之寒滑。益元散碧玉散与鸡苏散，砂黛薄（bò）荷加之好。前方加辰砂，名益元散，取其清心；加青黛，名碧玉散，取其凉肝；加薄荷，名鸡苏散，取其散肺也。

六一散由六两滑石、一两甘草组成，有清解暑热、行水利湿之功效，主治暑湿证。该方能统治表里上下三焦，对身热口渴、暑热心烦、大便泄泻极为有效。益元散由六一散加上辰砂组成，有清心祛暑、兼能安神之功效，主治暑湿证兼见心悸怔忡，失眠多梦。碧玉散由六一散加青黛而成，有祛暑清热之功效，主治暑湿证兼有肝胆郁热者。鸡苏散由六一散加薄荷叶而成，有疏风祛暑之功效，主治暑湿证兼见微恶风寒，头痛头胀，咳嗽不爽者。

---

[1] 生脉：本方可益气保肺，养阴生津敛汗，使气充津生而脉复，故得名"生脉散"。

[2] 淫：过度。

[3] 斟：此处指往药碗里倒煎好的药汁。

[4] 六一：本方由六两滑石、一两甘草组成，故名"六一散"。

利湿之剂

十三首　附方八

五苓散 行水经剂

五苓散仲景治太阳腑（fǔ）[1]，太阳经热传入膀胱腑者用之。白术泽泻猪茯苓。膀胱化气添官桂，利便消暑烦渴清。猪苓、茯苓、白术（炒）各十八铢，泽泻一两六铢，桂枝半两，每服三钱。二苓甘淡利水，泽泻甘咸泻水，能入肺肾而通膀胱，导水以泻火邪。加白术者，补土以制水；加官桂者，气化乃能出也。经曰：膀胱者，州都之官，津液藏焉，气化则能出矣。除桂名为四苓散，无寒但渴服之灵。湿胜则气不得施化，故渴，利其湿则渴自止。猪苓汤仲景除桂与术，加入阿胶滑石停。猪苓、茯苓、泽泻、阿胶、滑石各一两。滑石泻火解肌，最能行水。吴鹤皋曰：以诸药过燥，故加阿胶以存津液。此为和湿兼泻热，疸黄[2]小便闭渴呕宁。五苓治湿胜，猪苓兼热胜。

五苓散主治膀胱蓄水证。此方由白术、泽泻、猪苓、茯苓、桂枝（或官桂）组成，有利水渗湿、温阳化气之功效，可助膀胱气化，使小便通利，暑湿烦渴一并解除。本方除去桂枝（或官桂）名为"四苓散"，有利水渗湿之功效，主治内伤饮食有湿。没有寒热只有小便不利、口渴者服用灵验。猪苓汤即本方去掉桂枝（或官桂）、白术，加入阿胶、滑石而成，有利水、清热、养阴之功效，主治水热互结，又可治血淋、小便涩痛等。服用本方能使黄疸、便闭、口渴、呕恶之人身体安康。

---

[1] 太阳腑：亦称太阳腑证。膀胱为太阳之腑，太阳经邪热不解，内传膀胱则致太阳腑病。有蓄水与蓄血两类病变。

[2] 疸黄：指湿热蕴结的黄疸。

小半夏加茯苓汤 行水消痞

小半夏加茯苓汤，仲景。行水消痞（pǐ）[1]有生姜。半夏一升，茯苓三两，生姜半斤。除茯苓，名小半夏汤。加桂除夏治悸厥（jì jué）[2]，茯苓甘草汤名彰[3]。加桂枝、甘草，除半夏，名茯苓甘草汤，仲景治伤寒水气乘心，厥而心下悸者，先治其水，却治其厥。火因水而下行，则眩悸止而痞满治矣。

小半夏加茯苓汤由半夏、茯苓、生姜组成，有行水消痞、降逆止呕之功效，主治膈间停水，症见突然呕吐，心下痞满，头眩心悸，口不渴等。本方除去半夏，加桂枝、甘草即茯苓甘草汤，其有温中化饮、通阳利水之功效，主治水饮停心下。该方对于心下悸，或四肢厥逆的证候疗效显著。

肾着[4]汤 湿伤腰肾

肾着汤《金匮》内用干姜，茯苓甘草白术襄。伤湿身痛与腰冷，亦名甘姜苓术汤。干姜（炮）、茯苓各四两，甘草（炙）、白术（炒）各二两。此数药行水补土，此湿邪在经而未入腑脏者。黄芪防己汤，《金匮》除姜茯，术甘姜枣共煎尝。此治风水[5]与诸湿，身重（zhòng）汗出服之良。黄芪、防己各一两，白术七钱半，甘草（炙）五钱，加姜、枣煎。防己大辛苦寒，通行十二经，开窍行水；黄芪生用达表，白术燥湿强脾，并能止汗。加甘草者，益土所以制水，又缓防己之峻急性也。

肾着汤由干姜、茯苓、甘草、白术组成，有温脾祛湿之功效，主治寒湿之邪所致腰重冷痛。此方又名"甘姜苓术汤"。黄芪防己汤即肾着汤除去干姜、茯苓，加入防己、黄芪、白术、生姜、大枣煎制而成，有益气祛风、健脾利水之功效，用来治疗风水、风湿证，脉浮身重、汗出恶风等都有良效。

舟车丸 燥实阳水

舟车丸，河间牵牛及大黄，遂戟（jǐ）芫（yuán）

舟车丸由黑牵牛、大黄、甘

---

[1]消痞：治疗痞积，痞满。

[2]悸厥：悸，自觉心下胃上膻中处悸动不适的证候。厥，指四肢寒冷的病证。皆因水饮停于心下所致。

[3]彰：明显，显著。

[4]肾着：指肾着病。肾为寒湿之邪所伤，以腰重冷痛为主症的病证。本方主治肾着病，故名"肾着汤"。

[5]风水：由于表虚不固，风邪乘虚而中，肺失宣降，不能通调水道，水湿泛溢肌肤而成的一种水肿证。

花又木香。青皮橘皮加轻粉，燥实阳水[1]却相当。口渴面赤气粗，便秘而肿胀者，为阳水。黑牵牛四两（炒），大黄二两（酒浸），甘遂（面裹煨）、芫花（醋炒）、大戟（面裹煨）、青皮（炒）、橘红各一两，木香五钱，轻粉一钱，水丸。牵牛、大黄、遂、戟、芫花行水厉药，木香、青、陈以行气，少加轻粉以透经络，然非实证不可轻投。

遂、大戟、芫花、青皮、橘红、木香、轻粉组成，有行气逐水消肿之功效，主治燥实阳水证，症见水肿水胀，口渴气粗，腹坚，大小便秘，脉沉数有力等。

疏凿（záo）饮子阳水

疏凿[2]饮子槟榔及商陆，苓（líng）皮大腹同椒目。赤豆芫羌泻木通，煎益姜皮阳水服。槟榔、商陆、茯苓皮、大腹皮、椒目、赤小豆、秦艽、羌活、泽泻、木通等份，加姜皮、枣煎。艽、羌散湿上升，通、泻泄湿下降，苓、腹、姜皮行水于皮肤，椒、豆、商、槟攻水于腹里，亦上下表里分消之意。

疏凿饮子由槟榔、商陆、茯苓皮、大腹皮、椒目、赤小豆、秦艽、羌活、泽泻、木通组成，加生姜皮水煎，有行水消肿、疏风祛湿之功效，主治阳水证（水热壅盛证），症见遍身水肿，喘呼口渴，大小便秘，胸腹胀满，脉沉数等。

实脾饮虚寒阴水

实脾饮，严氏苓术与木瓜，甘草木香大腹加。草蔻附姜兼厚朴，虚寒阴水[3]效堪夸。便利不渴而肿胀者，为阴水。茯苓、白术（土炒）、木瓜、甘草、木香、大腹皮、草豆蔻（煨）、附子（炮）、黑姜、厚朴（炒），加姜、枣煎。脾虚，补以苓、术、甘草；脾寒，温以蔻、附、黑姜；脾湿，利以茯苓、大腹皮；脾滞，导以厚朴、木香。又土之不足，由于木之有余，木瓜、木香皆能平肝泻木，使木不克

实脾饮由茯苓、白术、木瓜、木香、大腹皮、草豆蔻、附子、炮干姜、厚朴、炙甘草组成，有温阳健脾、行气利水之功效，主治阳虚水肿。对于脾肾阳虚有寒不能行水而造成的阴水确有良好疗效。

---

[1]阳水：发病较急，水肿性质属实者，称为阳水。多为外感风邪，或水湿浸淫等因素引起。

[2]疏凿：疏通，凿开。指此方能上下内外分消水湿之邪。

[3]阴水：凡脾肾阳虚，不能运化水湿所致的水肿，称为"阴水"。与阳水相比，阴水多属虚、属寒、属里证。

土而脾和，则土能制水而脾实矣。经曰：湿胜则地泥，实土正所以制水也。

五皮饮_{脾虚肤肿}[1]

五皮饮《澹察》用五般皮，陈茯姜桑大腹奇。陈皮、茯苓皮、姜皮、桑白皮、大腹皮。或用五加皮易桑白，脾虚肤胀[2]此方司[3]。脾不能为胃行其津液，故水肿。半身以上，宜汗；半身以下，宜利小便。此方于泻水之中，仍寓调补之意。皆用皮者，水溢皮肤，以皮行皮也。

五皮饮由五种皮类药材组成，即陈皮、茯苓皮、生姜皮、桑白皮、大腹皮。其有利水消肿、理气健脾之功效，主治皮水之脾虚湿盛证。本方若去除桑白皮，用五加皮替换，功用、主治与上方相同，也可治疗脾虚水肿证。五加皮亦有利水祛湿之功。二方不同之处在于五加皮性偏温，而桑白皮甘寒。

羌活胜湿汤_{湿气在表}

羌活胜湿汤，《局方》羌独芎，甘蔓藁（gǎo）本与防风。湿气在表头腰重，痛。发汗升阳有异功。风能胜湿升能降，气升则水自降。不与行水渗湿同。湿气在表宜汗。又风能胜湿，故用风药上升，使湿从汗散。羌活、独活各一钱，川芎、甘草（炙）、藁本、防风各五分，蔓荆子三分。如有寒湿，加附子、防己。若除独活芎蔓草，除湿汤升麻苍术充。除独活、川芎、蔓荆、甘草，加升麻、苍术，名羌活除湿汤，治风湿身痛。

羌活胜湿汤由羌活、独活、川芎、炙甘草、藁本、防风、蔓荆子组成，有祛风胜湿之功效，主治风湿病之湿气在表，症见头腰重疼，腰脊重痛，或一身尽痛，微恶寒发热，苔白脉浮等。诸药相合祛风胜湿，清阳升，浊阴降，与用行水渗湿的方法治疗里湿不同。若本方除去独活、川芎、蔓荆子、甘草，加入升麻、苍术，即羌活除湿汤。其有祛风除湿功效，主治风湿相搏，一身尽痛。

---

[1]肤肿：亦称"皮水"，多由脾虚湿重，水溢皮肤所致。症见全身水肿，按之没指，肢体沉重，小便不利等。

[2]肤胀：寒湿留滞在皮肤之内而出现肿胀的病证。症见全身浮肿，腹部膨大，按之肿有凹陷，皮厚而色泽无异常变化等。

[3]司：主管。

大橘皮汤 水肿泄泻

大橘皮汤治湿热，五苓[1]六一[2]二方缀(zhuì)[3]。陈皮木香槟榔增，能消水肿及泻泄。用五苓散，赤茯苓一钱，猪苓、泽泻、白术、桂各五分；用六一散，滑石六钱，甘草一钱，加陈皮钱半，木香、槟榔各三分，每服五钱，加姜煎。小肠之水并入大肠，致小肠不利而大便泄泻。二散皆行水泻热之药，加槟榔峻下，陈皮、木香理气，以利小便而实大便也。水肿亦湿热为病，故皆治之。

大橘皮汤主治湿热内盛证。此方由五苓散、六一散两方相合，再加上陈皮、木香、槟榔组成。本方有清热利湿、理气行水之功效，能消除水肿及大便泄泻等，主治湿热内盛证，症见心腹胀满，小便不利。

茵陈蒿汤 黄疸

茵陈蒿汤仲景治疸黄[4]，阴阳寒热细推详。阳黄[5]大黄栀子入，瘀热在里，口渴便秘，身如橘色，脉沉实者，为阳黄。茵陈六两，大黄二两（酒浸），栀子十四枚。茵陈发汗利水，能泄太阴阳明之湿热，栀子导湿热出小便，大黄导湿出大便。阴黄[6]附子与干姜。以茵陈为主，如寒湿阴黄，色暗便溏者，除栀子、大黄，加干姜、附子以燥湿散寒。亦有不用茵陈者，仲景柏皮栀子汤。黄柏二两，栀子五十枚，甘草一两。

按：阳黄，胃有瘀热者，宜下之。如发热者，则势外出而不内入，不必汗下，惟用栀子、黄柏，清热

茵陈蒿汤由茵陈、栀子、大黄组成，有清热、利湿、退黄之功效，主治湿热黄疸（阳黄），症见一身面目俱黄，腹微满，口中渴，小便不利等。用此方时阴黄、阳黄、湿热、寒湿要仔细推敲分辨。属阳黄用茵陈加入大黄、栀子即茵陈蒿汤；属阴黄将此方除去栀子、大黄，加入附子、干姜。茵陈虽是治黄疸的要药，但也有不用者。比如张仲景的柏皮栀子汤，由栀子、黄柏、炙甘草组成，有清热利湿之功，主治伤寒身热发黄。其清热之力大于利湿，适用于热重于湿的

---

[1]五苓：五苓散。

[2]六一：六一散。

[3]缀：连结。

[4]疸黄：即黄疸，此处是指阳黄。

[5]阳黄：由于湿热内蕴，熏蒸肝胆，胆液外泄，溢于肌肤所致，临床多见一身面目俱黄，黄色鲜明如橘子色，伴有口渴、小便短赤、大便黏腻不爽，舌苔黄腻，脉滑数等症状。

[6]阴黄：由于寒湿蕴结所致，临床多见面色皮肤发黄，黄色晦暗如烟熏，伴有手足不温、肢体倦怠、脘腹胀满，舌苔白滑，脉沉迟等症状。

利湿以和解之。若小便利，色白无热者，仲景作虚劳[1]治，用小建中汤。

黄疸。

八正散淋痛尿血

八正散，《局方》木通与车前，萹蓄（biān xù）大黄滑石研。甘草梢瞿（hòu）麦兼栀子，煎加灯草痛淋[2]镌（juān）[3]。一方有木香，治湿热下注，口渴咽干，淋痛尿血，小腹急满。木通、灯草、瞿麦降心火入小肠，车前清肝火入膀胱，栀子泻三焦郁火，大黄、滑石泻火利水之捷药，萹蓄利便通淋，草梢入茎止痛。虽治下焦，而不专于治下，必三焦通利，水乃下行也。

八正散由木通、车前子、萹蓄、大黄、滑石、甘草梢、瞿麦、栀子组成，加灯心草同煎，去渣服。本方具有利水通淋、清热泻火之功效，主治湿热下注膀胱所致，热淋、血淋证。可消除淋证。

萆薢（pí xiè）分清饮膏淋[4]白浊[5]

萆薢分清饮石菖蒲，甘草梢（shāo）乌药益智俱。甘草梢减半，余药等份。或益茯苓盐煎服，加盐少许。通心固肾浊精[6]驱。遗精、白浊。萆薢能泄厥阴、阳明湿热，去浊分清，乌药疏逆气而止便数，益智固脾胃而开郁结，石菖蒲开九窍而通心，甘草梢达肾茎而止痛，使湿热去而心肾通，则气化行而淋浊止矣，以此疏泄为禁止者也。缩泉丸益智同乌药，等份。山药为糊丸便数需。盐汤下，治便数遗尿。

萆薢分清饮由川萆薢、石菖蒲、甘草梢、乌药、益智仁组成，有利湿化浊、温暖下元之功效，主治下焦虚寒之膏淋、白浊。加入茯苓加盐煎服，可增强利湿分清之功，能通心窍、温肾固精、化湿浊。缩泉丸由乌药、益智仁组成，用酒煮山药成糊做成丸药，有湿肾祛寒、缩尿止遗之功效，主治下元虚冷，症见小便频数及小儿遗尿。

---

[1]虚劳：虚，亏虚不足。劳，劳损。虚劳，病证名。泛指多种疾病的亏损状态。

[2]淋：病证名。通常指小便淋漓不畅、急迫、涩、痛等。

[3]镌：去除，消除。

[4]膏淋：此处指由下焦虚寒、湿浊不化所致淋证。症见小便频数，白如米泔，或如脂膏，尿出不畅等。

[5]白浊：病证名。小便白而混浊。

[6]浊精：一般指精浊，是尿道口常有精液溢出的生殖系统炎症性疾病。

当归拈痛汤 脚气疮疡

当归拈（niān）[1]痛汤，东垣羌防升，猪泽茵陈芩葛朋。二术苦参知母草，疮疡（chuāng yáng）[2]湿热服皆应。当归（酒洗）、羌活、防风、升麻、猪苓、泽泻、茵陈、黄芩（酒炒）、葛根、苍术、白术（土炒）、苦参、知母（并酒炒）、甘草（炙）。羌活通关节，防风散留湿，苦参、黄芩、茵陈、知母以泄湿热，当归以和气血，升、葛助阳而升清，芩、泻泄湿降浊，参、甘、二术补正固中，使苦寒不伤胃，疏泄不损气也。刘宗厚曰：此方东垣本治湿热脚气[3]，后人用治诸疮，甚验。

当归拈痛汤由当归、羌活、防风、升麻、猪苓、泽泻、茵陈、黄芩、葛根、白术、苍术、苦参、人参、知母、甘草组成，有利湿清热、疏风止痛之功效，主治湿热相搏证，症见肢节沉重疼痛，脚气肿痛等。湿热相搏所致全身关节疼痛，脚气，疮疡患者，服用本方都有良效。

---

[1] 拈：用手指搓捏东西。

[2] 疮疡：中医外科疾病中最常见的一大类疮证。各种致病因素侵袭人体后引起的一切体表化脓感染性疾病的总称。

[3] 脚气：此处指湿热脚气。因外感湿邪风毒，或饮食厚味所伤，积湿生热，流注于脚而成。症见脚肿痛，舌苔白腻微黄，脉弦数等。

润燥之剂

十三首　附方二

炙甘草汤虚劳肺痿

炙甘草汤仲景参姜桂，麦冬生地大麻仁。大枣阿胶加酒服，虚劳肺痿（wěi）[1]效如神。甘草（炙）、人参、生姜、桂枝各三两，阿胶（蛤粉炒）二两，生地一斤，麦冬、麻仁（研）各半斤，枣十二枚，水、酒各半煎。仲景治伤寒脉结代，心动悸及肺痿唾多。《千金翼》用治虚劳，《宝鉴》用治呃逆[2]，《外台》用治肺痿。参、草、麦冬益气复脉，阿胶、生地补血养阴，枣、麻润滑以缓脾胃，姜、桂辛温以散余邪。

炙甘草汤由炙甘草、人参、生姜、桂枝、麦冬、生地黄、大麻仁、大枣、阿胶组成。组方诸药除阿胶外，用清酒和水先煎煮，取汁放阿胶烊化服用。本方有滋阴养血、益气温阳之功效，主治阴血不足，阳气虚弱而致心动悸，肺结代及虚劳肺痿。

滋燥养营汤血虚风燥[3]

滋燥养营[4]汤两地黄，芩甘归芍及芄（jiāo）防。芄、防风药润剂。爪枯肤燥兼风秘[5]，火灼金伤血

滋燥养营汤由生地黄、熟地黄、酒炒黄芩、当归、炒芍药、秦芄、甘草、防风组成，有润燥

---

[1]肺痿：指阴虚肺伤的慢性衰弱疾患。主要症状为咳嗽、吐出稠痰白沫、或伴有寒热、形体消瘦，精神萎靡、心悸气喘、口唇干燥、脉象虚数等。

[2]呃逆：即打嗝，指气从胃中上逆，喉间频频作声，声音急而短促。

[3]风燥：指风热和燥邪相合，灼伤阴血。

[4]滋燥养营：本方有滋阴润燥、益营养血之功，故名之。

[5]风秘：指因风邪而出现大便秘结的疾患。患者多伴有眩晕、腹胀等症。可见于风热感冒，大肠燥结；或见于中风患者肠胃积热等。

液亡。当归（酒洗）二钱，生地、熟地、白芍（炒）、黄芩（酒炒）、秦艽各一钱，防风、甘草各五分。

养血之功，主治爪甲枯槁、皮肤干燥、大便燥结等火灼肺阴、血虚外燥之证。

活血润燥生津饮 内燥血枯

活血润燥生津液，丹溪。二冬熟地兼瓜蒌。桃仁红花及归芍，利秘通幽[1]善泽枯。熟地、当归、白芍各一钱，天冬、麦冬、瓜蒌各八分，桃仁（研）、红花各五分。

活血润燥生津饮由天冬、麦冬、熟地黄、瓜蒌、桃仁、红花、当归、白芍组成，能润燥生津，活血通便，主治内燥血枯证，症见津液枯少，大便秘结，皮肤干燥，口干等。本方对皮肤枯槁之证有润泽之效。

润肠丸 风秘血秘

润肠[2]丸东垣用归尾羌，桃仁麻仁及大黄。归尾、羌活、大黄各五钱，桃仁、火麻仁各一两，蜜丸。归尾、桃仁润燥活血，羌活散火搜风，大黄破结通幽，麻仁滑肠利窍。或加艽防皂角子，风湿加秦艽、防风、皂角子（烧存性研）。皂角子得湿则滑，善通便秘，艽、防治风。风秘血秘[3]善通肠。治风燥、血燥致大便秘。

润肠丸由当归尾、羌活、桃仁、麻仁、大黄组成。本方有润肠通便、疏风活血之功，主治风秘、血秘，症见大便秘涩，不思饮食，以及脾胃有伏火之便秘。若风夹湿，可再加上秦艽、皂角子，以加强祛风除湿通便之功，使风秘、血秘皆通畅。

韭汁牛乳饮 反胃噎膈

韭汁牛乳饮，丹溪反胃[4]滋，养荣散瘀润肠奇。五汁安中饮，张任候姜梨藕，三般加入用随宜。牛乳半斤，韭叶汁少许，滚汤顿服，名韭汁牛乳饮。牛乳六分，韭汁、姜汁、藕汁、梨汁各一分。和服，名五汁安中饮，并治

韭汁牛乳饮由韭菜汁、牛乳各等分组成，主治反胃、噎膈之胃脘有死血，干燥枯槁证。其滋燥养血、散瘀润肠功效奇特。五汁安中饮即本方加上姜汁、梨汁、藕汁而成，有润燥养血、消

---

[1] 通幽：幽，指幽门，是胃之下口。通幽，指胃肠滋润，大便通畅。

[2] 润肠：本方有润肠疏风、活血通便之功，故名"润肠丸"。

[3] 血秘：因血虚津枯或跌打瘀滞等所致大便秘结。

[4] 反胃：病证名。亦称"胃反""翻胃"。症见食下即痛，不久吐出，或见朝食暮吐，暮食朝吐，或一、二时而吐等。

噎膈（yē gé）[1]反胃。噎膈，由火盛血枯，或有瘀血寒痰，阻滞胃口，故食入反出也。牛乳润燥养血为君，韭汁、藕汁消瘀益胃，姜汁温胃散痰，梨汁消痰降火，审证用之，加陈酒亦佳，以酒乃米汁也。

瘀化痰之功，主治胃有寒痰瘀血或胃燥血枯。这三味药须根据病情加减应用才适宜。若无寒痰可不用生姜汁，燥痰不甚可不用梨汁。

通幽汤噎塞便秘

通幽汤东垣中二地俱，桃仁红花归草濡（rú）[2]。升麻升清以降浊，清阳不升，则浊阴不降，故大便不通。生地、熟地各五分，桃仁（研）、红花、当归身、甘草（炙）、升麻各一钱。噎（yē）塞[3]便秘此方需。有加麻仁大黄者，当归润肠汤名殊。上药皆润燥通肠。

通幽汤由生地黄、熟地黄，桃仁、红花、当归身、炙甘草、升麻组成。本方能养血润燥，活血通幽，主治幽门不通上攻，吸门（即会厌）不开，症见噎塞，气不得上下，大便艰难等。炙甘草活血化瘀、润肠通便，升麻升清阳，则浊阴自降。幽门不通、便秘之人当用此方。本方再加上麻仁和大黄，即当归润肠汤。其功用主治与通幽汤相同，润肠通便的作用较通幽汤更强，适用于大肠燥热，大便秘结不通者。

搜风顺气丸风秘肠风

搜风顺气丸大黄蒸，郁李麻仁山药增。防独车前及槟枳，菟丝牛膝山茱仍。中风风秘[4]及气秘[5]，肠风下血总堪凭。大黄（九蒸九晒）五两，火麻仁、郁李仁（去皮）、山药（酒蒸）、车前子、牛膝（酒蒸）、山茱肉各三两，菟丝子（酒浸）、防风、独活、槟榔、枳壳（麸炒）各一两，蜜丸。防风润肾搜风，槟榔顺气破滞，大黄经蒸晒则性稍和缓，同二仁滑利，润燥通幽。牛膝、车前下行利水，加山药、山茱肉、菟丝子固本益阳，不使过于攻散也。

搜风顺气丸由九蒸九晒之大黄、郁李仁、火麻仁、山药、防风、独活、车前子、槟榔、炒枳壳、菟丝子、怀牛膝、山茱萸组成。本方有润燥通便、搜风顺气之功效，是中风风秘、气秘及肠风下血可依赖的方剂。

---

[1]噎膈：病证名。又名"噎塞"。症见饥欲得食，但饮食噎塞难下，未至胃中即返出。亦有称此为反胃者。

[2]濡：濡养，滋润。

[3]噎塞：堵塞，指消化系统通道受阻。

[4]风秘：因风邪而导致大便秘结。

[5]气秘：因气机阻滞或气虚所致的大便秘结。

消渴方 _{胃热消渴}消渴方_{胃热消渴}

消渴[1]方丹溪中花粉连，藕汁生地汁牛乳研。粉、连研末，诸汁调服。或加姜汁蜜为膏服，泻火生津益血痊。黄连泻心火，生地滋肾水，藕汁益胃，花粉生津，牛乳润燥益血。

消渴方由天花粉末、黄连末、藕汁、生地黄汁、牛乳组成，或再加入生姜汁、蜂蜜做成膏服用，有泻火生津、益血润燥之功效。本方主治胃热消渴，症见善消水谷，多食易饥，口渴欲饮等。

白茯苓丸 _{肾消}

白茯苓丸治肾消[2]，花粉黄连草薢（pí xiè）调。二参熟地覆盆子，石斛（hú）蛇床腲腟（pí chī）[3]要。音皮鸱，即鸡肫皮也。茯苓、花粉、黄连、草薢、人参、元参、熟地黄、覆盆子各一两，石斛、蛇床子各七钱半，鸡肫皮三十具（微炒），蜜丸，磁石汤下。黄连降心火，石斛平胃热，熟地、元参生肾水，覆盆、蛇床固肾精，人参补气，花粉生津，茯苓交心肾，草薢利湿热，顿服治肾消，磁石色黑属水，假之入肾也。

白茯苓丸由白茯苓、天花粉、黄连、草薢、人参、玄参、熟地黄、覆盆子、石斛、蛇床子、鸡内金组成。本方有补肾清热、生津润燥之功效，主治肾消，症见两腿渐细，腿脚无力，口渴多饮，小便频数，尿浑如膏脂，味甘等。

猪肾荠苨汤 _{解毒治肾消}

猪肾荠苨（jì nǐ）[4]汤，《千金》参茯神，知芩葛草石膏因。磁石天花同黑豆，强中[5]消渴此方珍。下消之证，茎长兴盛，不交精出，名强中。缘服邪术热药而毒盛也。猪肾一具，大豆一升，荠苨、人参、石膏各三两，

猪肾荠苨汤由猪肾、荠苨、人参、茯神，加上知母、黄芩、葛根、甘草、石膏、磁石、天花粉、黑大豆组成。本方有补肾生津、泻火解毒之功效，是治疗肾消强中的珍贵方剂。

---

[1]消渴：病证名，是指以多饮、多尿、多食及消瘦、疲乏、尿甜为主要特征的综合病证。
[2]肾消：即下消，多因肾水亏竭，蒸腾气化失司所致。
[3]腲腟：鸡腲腟，即鸡内金。
[4]荠苨：即甜桔梗，又名"杏叶沙参"。
[5]强中：阴茎异常挺举，久不痿软，不交而精自流出的病证。

磁石（绵裹）、茯神、知母、黄芩、葛根、甘草、花粉各二两。先煮豆、肾去渣，以药分三服。知、芩、石膏以泻邪火，人参、甘草以固正气，葛根、花粉以生津，茅苇、黑豆最能解毒，磁石、猪肾引之入肾也。

地黄饮子 消渴烦躁

地黄饮子《易简》参芪草，二地二冬枇（pí）斛（hú）参。泽泻枳实疏二腑[1]，躁烦消渴血枯含。人参、黄芪、甘草（炙）、天冬、麦冬、生地、熟地、枇杷叶（蜜炙）、石斛、泽泻、枳实（麸炒），每服二钱。参、芪、甘草以补其气，气能生水，二地、二冬以润其燥，润能益血，石斛平胃，枇杷降气，泽泻泻膀胱之火，枳实泻大肠之滞，使二腑清，则心、肺二脏之气得以下降，而渴自止。

地黄饮子由人参、黄芪、炙甘草、生地黄、熟地黄、天冬、麦冬、枇杷叶、石斛、泽泻、枳实组成。本方有滋阴补血、除烦止渴之功效，主治因阴虚有火血枯所致消渴。泽泻、枳实用来疏利膀胱和大肠，使火热从下而去。烦躁消渴、阴虚血枯之人当服用本方。

酥蜜膏酒 气令声嘶

酥[2]蜜膏酒《千金》用饴糖，二汁百部及生姜。杏枣补脾兼润肺，声嘶[3]气惫酒温尝。酥蜜、饴糖、枣肉、杏仁（细研）、百部汁、生姜汁，共煎一炊，久如膏，酒温细细咽下，服之自效也。

酥蜜膏酒由酥、白蜜、饴糖、百部汁、生姜汁、杏仁、枣肉组成，有补脾润肺之功效，主治因脾肺气虚、肺阴不足、肺失清肃所致的阴虚肺燥证。气短乏力、声音嘶哑之人当用酒调服。

清燥汤 燥金受湿热之邪

清燥汤，东垣二术与黄芪，参苓连柏草陈皮。猪

清燥汤由苍术、白术、黄芪、人参、白茯苓、黄连、黄柏、炙甘草、陈皮、猪苓、泽

---

[1] 二腑：指大肠和膀胱二腑。
[2] 酥：牛羊奶所熬之油，有润燥调营的作用。
[3] 声嘶：声音嘶哑。

泽升柴五味曲，麦冬归地痿（wěi）[1]方推。治肺金受湿热之邪，痿躄（bì）[2]喘促，口干便赤，黄芪钱半，苍术（炒）一钱，白术（炒）、陈皮、泽泻各五分，人参、茯苓、升麻各三分，当归（酒洗）、生地、麦冬、甘草（炙）、神曲（炒）、黄柏（酒炒）、猪苓各二分，柴胡、黄连（炒）各一分，五味九粒，煎。肺属辛金，主气；大肠为庚金，主津。燥金受湿热之邪，则寒水生化源绝，而痿躄喘渴诸症作矣。参、芪、苓、术、陈、草补土以生金，麦、味保金而生水，连、柏、归、地泻火滋阴，猪、泽、升、柴升清降浊，则燥金肃清，水出高原，而诸病平矣。此方不尽润药，因有清燥二字，故附记于此。然东垣所云清燥者，盖指肺与大肠为燥金也。

泻、升麻、柴胡、五味子、神曲、麦冬、当归身、生地黄组成。本方有清肺润燥、健脾祛湿之功效，主治湿热伤肺，金不生水，及湿热内停之痿躄证。本方是治疗痿证值得推荐的药方。

---

[1] 痿：指肢体筋脉弛缓、软弱无力，日久因不能随意运动而致肌肉萎缩的一种病证。亦称"痿躄"。

[2] 痿躄：下肢痿弱不能行。

泻火之剂

二十七首　附方九

黄连解毒汤 三焦实热

黄连解毒汤四味，毒，即火热也。黄柏黄芩栀（zhī）子备。等份。躁狂大热呕不眠，吐血衄（nǜ）[1] 鼻血，音：女六切斑黄 [2] 均可使。若云三黄石膏汤，再加麻黄及淡豉（chǐ）。见《表里门》。此为伤寒温毒盛，三焦表里相兼治。栀子金花丸加大黄，黄芩、黄柏、黄连、栀子、大黄，水丸。润肠泻热真堪倚（yǐ）[3]。

黄连解毒汤由黄连、黄芩、黄柏、栀子四味药组成，有泻火解毒之功效，主治一切实热火毒，三焦热盛证。大热烦躁、呕吐不眠、吐血、衄血、瘀斑及黄疸均可服用此方。三黄石膏汤是本方加上黄连、麻黄及淡豆豉，能解表透邪，表里双解，主治伤寒温毒盛，兼治三焦表里热盛。栀子金花丸是本方加大黄，有泄热润肠通便之功效，主治三焦实热，大便不通，是润肠泄热值得依赖的方剂。

附子泻心汤 伤寒痞满

附子泻心汤，仲景用三黄，寒加热药以维阳 [4]。芩、连各一两，大黄二两，附子一枚（炮）。恐三黄重损其阳，故加附子。痞（pǐ）[5] 乃热邪寒药治，伤寒痞满，从外之内，满在胸而不在胃，多属热邪，故宜苦泻。若杂病之痞，从内之外，又宜辛散。恶寒加附始相当。经曰：心下痞，按之软，关脉浮者，大黄黄连泻心汤。心下痞而复恶寒，

附子泻心汤由附子、大黄、黄连、黄芩组成，寒热药物并用，有泄热除痞、助阳固表之功，可温经扶阳。本方主治热痞兼表阳虚证。对热邪所致痞证用寒药治疗，与恶寒者加附子治疗的方法差不多（寒热并用）。大黄附子汤由大黄、附子、细辛组

[1] 衄：鼻出血。
[2] 斑黄：瘀斑及黄疸。
[3] 倚：依赖。
[4] 维阳：维，维系，扶持。维阳即助阳。
[5] 痞：指胸腹间气机阻塞不舒的症状。

汗出者，附子泻心汤。大黄附子汤同意，温药下之妙异常。大黄、细辛各二两，附子一枚（炮）。《金匮》曰：阳中有阴，宜以温药下其寒，后人罕识其旨。

成，有温里散寒、通便止痛之功效，主治寒积实证。其与附子泻心汤寒热并用意义相同。

半夏泻心汤误下虚痞

半夏泻心汤，仲景黄连芩，干姜甘草与人参。大枣和[1]之治虚痞（pǐ）[2]，法在降阳而和[3]阴。半夏半斤，黄连一两，干姜、黄芩、甘草（炙）、人参各三两，大枣十二枚。治伤寒下之早，胸满而不痛者，为痞；身寒而呕，饮食不下，非柴胡证。凡用泻心者，多属误下，非传经热邪，否而不泰为痞。泻心者，必以苦，故用芩、连；散痞者，必以辛，故用姜、夏；欲交阴阳通上下者，以和其中，故用参、甘、大枣。

半夏泻心汤由半夏、黄连、黄芩、干姜、炙甘草、人参、大枣组成。大枣调和诸药，有散结消痞、益气和中之功效。本方主治误下虚痞，症见心下痞满不痛，或干呕，或呕吐，肠鸣下利，舌苔薄而腻，脉弦数。患者服用本方治疗，可泄热散痞，使阴阳和谐。

白虎汤肺胃实热

白虎汤仲景用石膏煨（wēi）[4]，知母甘草粳米陪。石膏一斤，知母六两，甘草二两，粳米六合。亦有加入人参者，名人参白虎汤。躁烦热渴舌生苔。白虎，西方金神。此方清肺金而泻火，故名。然必实热方可用之，或有血虚身热，脾虚发热及阴盛格阳，类白虎汤证，投之，不可救也。

按：白虎证脉洪大有力，类白虎证脉大而虚，以此为辨。又当观小便，赤者为内热，白者为内寒也。

白虎汤由石膏、知母、炙甘草、粳米组成，有清热生津之功效，主治阳明经热盛证或气分热盛证。本方加入人参名为"白虎加人参汤"，有清热益气生津之功效，主治阳明气分热盛，但汗多而脉大无力，气津两伤之证；及暑病气津两伤，症见汗出背微恶寒，身热而渴等。

---

[1] 和：调和，即调和诸药。
[2] 虚痞：病证名。指无物无滞的痞证。由饮食伤中，劳倦过度，或脏腑阴阳亏损，气机斡旋无力所致。
[3] 和：使阴阳升降相和谐，上下相交通。
[4] 煨：用文火慢慢炖熟或加热。

竹叶石膏汤 脾胃虚热

竹叶石膏汤仲景人参，麦冬半夏与同林。甘草生姜兼粳米，暑烦热渴脉虚寻[1]。竹叶二把，石膏一斤，人参二两，甘草（炙）三两，麦冬一升，半夏、粳米各半斤，加姜煎。治伤寒解后，呕渴少气。竹叶、石膏之辛寒，以散余热；参、甘、粳、麦之甘平，以补虚生津；姜、夏之辛温，以豁痰止呕。

竹叶石膏汤由竹叶、石膏、人参、麦冬、半夏、甘草、生姜、粳米组成。本方有清热生津、益气和胃之功效，主治伤寒、温病、暑病之后，余热未清，气津两伤证。暑烦热渴、脉虚者当使用此方。

升阳散火汤 火郁

升阳散火汤，东垣葛升柴，羌独防风参芍侪（chái）[2]。生炙二草加姜枣，阳经火郁[3]发之佳。柴胡八钱，葛根、升麻、羌活、独活、人参、白芍各五钱，防风二钱半，甘草三钱，生甘草二钱。每服五钱，加姜、枣煎。火发多在肝、胆之经，以木盛能生火，而二经俱挟相火，故以柴胡散肝为君，羌、防以发太阳之火，升、葛以发阳明之火，独活以发少阴之火。加参、甘者，补土以泻火；加白芍者，泻肝而益脾，且令散中有补，发中有收也。

升阳散火汤由葛根、升麻、柴胡、羌活、独活、防风、人参、白芍、生甘草、炙甘草，加生姜、大枣煎服而成。本方可升脾胃阳气，散中焦郁火，主治胃虚阳遏，火郁脾土证，症见四肢发热，肌热骨髓中热，热如火燎，扪之烙手。

凉膈散 膈上实热

凉膈散，《局方》硝黄栀（zhī）子翘，黄芩甘草薄荷饶。竹叶蜜煎疗膈上，叶生竹上，故治上焦[4]。中

凉膈散由芒硝、大黄、连翘、黄芩、甘草、薄荷、栀子组成，加竹叶、白蜜水煎服用。本

---

[1]寻：找、搜求。此处引申为选用。

[2]侪：类。

[3]火郁：火邪郁阻于内，不能透泄发越于外的病理变化。火热内郁所致的郁病。

[4]上焦：三焦之一。膈以上部位。

焦[1]燥实服之消。连翘四两，大黄（酒浸）、芒硝、甘草各二两，栀子（炒黑）、黄芩（酒炒）、薄荷各一两，为末，每服三钱，加竹叶、生蜜煎。连翘、薄荷、竹叶以升散于上，栀、芩、硝、黄以推泻于下，使上升下行，而膈自清矣。加甘草、生蜜者，病在膈，甘以缓[2]之也。潘思敬曰：仲景调胃承气汤，后人加味一变而为凉膈散，再变而为防风通圣散。

方有泻火通便之功效，主治上焦中焦热邪炽盛证，及胃火发斑，小儿急惊，痘疮黑陷等。

清心莲子饮 心火淋渴

清心莲子饮，《局方》石莲参，地骨柴胡赤茯苓。芪草麦冬车前子，躁烦消渴及崩淋（lìn）。石莲、人参、柴胡、赤茯苓、黄芪各三钱，黄芩（酒炒）、地骨皮、麦冬、车前子、甘草（炙）各二钱。参、芪、甘草补虚泻火，柴胡、地骨退热平肝，黄芩、麦冬清热上焦，赤茯、车前利湿下部，中以石莲交其心肾也。

清心莲子饮由石莲子、人参、地骨皮、柴胡、赤茯苓、黄芩、黄芪、炙甘草、麦冬、车前子组成。本方有清心火、益气阴、止淋浊之功效，主治心火偏旺，气阴两虚，湿热下注，症见肾阴不足，口舌干燥，烦躁消渴及血崩带下，遗精淋浊，遇劳则发。

甘露饮 胃中湿热

甘露饮，《局方》两地生、熟与茵陈，芩枳（zhǐ）枇杷黄芩、枳壳、枇杷叶石斛（hú）伦[3]。甘草二冬天、麦平胃热，等份煎。二地、二冬、甘草、石斛平胃肾之虚热，清而兼补，黄芩、茵陈折热而去湿，枳壳、枇杷抑气而降火。桂苓犀（xī）角可加均[4]。加茯苓、肉桂，名桂苓甘露饮。《本事》方加犀角通治胃中湿热，口疮吐衄。

甘露饮由生地黄、熟地黄、茵陈、黄芩、枳壳、枇杷叶、石斛、炙甘草、天冬、麦冬组成。本方有滋阴降火、清热利湿之功效，主治胃肾阴虚，胃少湿热上蒸证，症见口臭喉疮，齿根宣露，及吐衄齿龈出血等。方中天冬、麦冬、炙甘草能滋阴清热。本方加上等量肉桂、茯苓，可增强利尿祛湿作用，导湿热从下而去，名为"桂苓甘露饮"；加上犀角，可凉心泻肝，增强清热解毒之力。

---

[1]中焦：三焦之一。膈以下、脐以上部位。

[2]缓：缓和、缓解。

[3]伦：通"抡"。挑选，选择。

[4]均：等同，等量。

清胃散 胃火牙痛

清胃散东垣用升麻黄连，当归生地牡丹全。或益石膏平胃热，口疮[1]吐衄[2]口血、鼻血及牙宣[3]。齿龈出血。黄连泻心火，亦泻脾火，丹皮、生地平血热，当归引血归经，石膏泻阳明之火，升麻升阳明之清。

昂按：古人治血，多用升麻。然上升之药，终不可轻施。

清胃散由升麻、黄连、当归、生地黄、丹皮组成。本方有清胃凉血之功效，主治胃火牙痛之胃有积热证。若胃中热盛，可再加石膏，以消除胃热，使口疮、吐衄、牙宣出血一并解除。

泻黄散 胃热口疮

泻黄散甘草与防风，石膏栀子藿香充。炒香蜜酒调和服，胃热[4]口疮并[5]见功。防风四两，甘草二两，黑栀子一两，藿香七钱，石膏五钱。栀子、石膏泻肺胃之火，藿香辟恶调中，甘草补脾泻热。重用防风者，能发脾中伏火，又能与土中泻木也。

泻黄散由甘草、防风、石膏、栀子、藿香组成，各药炒后用蜜酒调服。本方有泻脾胃伏火之功效，主治脾胃伏火证，症见口燥唇干，口疮口臭，烦热易饥，及脾热弄舌等。脾胃伏火，脾热口疮者服用本方皆有功效。

钱乙泻黄散 脾胃火郁

钱乙泻黄散升防芷，芩夏石斛同甘枳。亦治胃热及口疮，火郁[6]发之斯为美。升麻、防风、白芷各钱半，黄芩、枳壳、石斛各一钱，甘草七分。升、防、白芷以散胃火，芩、夏、枳壳以清热开郁，石斛、甘草以平胃调中。

钱乙泻黄散由升麻、防风、白芷、黄芩、半夏、石斛、枳壳、甘草组成。本方有发散脾胃郁火之功效，主治脾胃风热郁火证，症见口唇燥裂，或生口疮。本方治疗胃热和口疮，发散脾胃郁火效果好。

---

[1]口疮：口腔黏膜溃烂，表现呈局限性缺损的表现。

[2]吐衄：吐血，鼻出血。

[3]牙宣：以牙龈萎缩、牙根宣露、牙齿松动、牙龈出血或溢脓为主要表现的口腔疾病。

[4]胃热：胃受热邪侵袭，或过食辛温香燥，以致胃中阳热偏亢的病理变化。

[5]并：一起，一并。

[6]火郁：火热内邪所致的郁病。

泻白散肺火

泻白散，钱乙桑皮地骨皮，甘草粳米四般宜。桑白皮、地骨皮各一钱，甘草五分，粳米百粒。桑皮泻肺火，地骨透虚热，甘草补土生金，粳米和中清肺。李时珍曰：此泻肺诸方之准绳也。参茯知芩皆可入，人参、茯苓、知母、黄芩，听症加减，名加减泻白散。肺炎喘嗽[1]此方施。

泻白散由桑白皮、地骨皮、甘草、粳米组成，有泻肺清热、平喘止咳之功效，主治肺热气壅证。本方也可根据病证减去粳米，加入人参、茯苓、知母、黄芩，成为加减泻白散，肺炎咳嗽、气喘之人当使用此方。

泻青丸肝火

泻青丸钱乙用龙胆栀，下行泻火大黄资[2]。羌防升上芎归润[3]，火郁肝经用此宜。龙胆草、黑栀子、大黄（酒蒸）、羌活、防风、川芎、当归（酒洗），等份，蜜丸，竹叶汤下。羌、防引火上升，栀、胆、大黄抑火下降，芎、归养肝血而润肝燥。

泻青丸由龙胆草、黑栀子、大黄、羌活、防风、当归、川芎组成，有清肝泻火之功效，主治肝火郁结证。大黄泄热通便，羌活、防风辛散祛风，发散郁火，川芎活血散风，疏解肝郁，当归养血柔肝，肝火郁结证用此方最适宜。

龙胆泻肝肠肝经湿热

龙胆泻肝汤，《局方》栀芩柴，生地车前泽泻偕。木通甘草当归合，肝经湿热[4]力能排[5]。胆草（酒炒）、栀子（酒炒）、黄芩（酒炒）、生地（酒炒）、柴胡、车前子、泽泻、木通、当归、甘草（生用）。龙胆、柴胡泻肝胆之火，黄芩、栀子泻肺与三焦之热，以佐之，泽泻泻肾经之

龙胆泻肝汤由龙胆草、栀子、黄芩、柴胡、生地黄、车前子、泽泻、木通、甘草、当归组成，有泻肝胆实火、清下焦湿热之功效。本方治肝胆实火上扰证，也可用于治疗湿热下注证。

---

[1]肺炎喘嗽：以发热、咳嗽、痰壅、气急为常见症状的感染性疾病。

[2]资：凭借，依靠。

[3]润：滋润。

[4]肝经湿热：湿热之邪蕴结于肝经，循经下注为病，症见胁肋胀痛，阴部潮湿、瘙痒，阴器肿胀疼痛，或耳胀痛流脓水，舌红苔黄腻，脉滑数。

[5]排：排除，调解。

湿，木通、车前泻小肠、膀胱之湿，以佐之，归、地养血补肝，甘草缓中益胃，不令苦寒过于泄下也。

当归龙荟丸肝火

当归龙荟丸，《宣明》用四黄[1]，龙胆芦荟木麝（shè）香。黑栀青黛姜汤下，一切肝火尽能攘（rǎng）[2]。当归（酒洗）、胆草（酒洗）、栀子（炒黑）、黄连（酒炒）、黄柏（bò）（酒炒）、黄芩（酒炒）各一两，大黄（酒浸）、青黛（水飞）、芦荟各五钱，木香二钱，麝香五分，蜜丸，姜汤下。肝木为生火之源，诸经之火因之而起，故以青黛、龙胆入本经而直折之，而以大黄、芩、连、栀、柏通平上下三焦之火也。芦荟大苦、大寒，气燥入肝。恐诸药过于寒泻，故用当归养血补肝，用姜汤辛温为引。加木、麝者，取其行气通窍也。然非实热[3]，不可轻投。

当归龙荟丸由四黄（黄连、黄柏、黄芩、大黄）加上当归、龙胆草、芦荟、木香、麝香、栀子、青黛组成，白蜜和丸，生姜汤送下。本方有清热泻肝、攻下行滞之功效，主治肝胆实火证。服用本方一切肝胆实火皆能消除。

左金丸肝火

左金[4]丸，丹溪萸连六一[5]丸，肝经火郁吐吞酸。黄连六两（姜汁炒），吴茱萸一两（盐汤泡），亦名萸连丸。肝实则作痛，或呕酸。心为肝子，故用黄连泻心清火，使火不克金，则金能制木而肝平矣。吴茱萸能入厥阴行气解郁，又能引热下行，故以为反佐。寒者正治，热者反治，使之相济以立功也。左金者，使肺右之金得行于左而平肝也。

左金丸由黄连六两、吴茱萸一两组成，有清泻肝火、降逆止呕之功效，主治肝经火旺，肝火犯胃而致呕吐吞酸之证。本方再加上芍药，即戊己丸，有疏肝和胃之功效，主治肝脾不和。热泻、热痢者服之身体安。连附六一汤由黄连、附子，加姜、枣煎服而成，有清泻肝火之功效，

---

[1] 四黄：指黄连、黄柏、黄芩、大黄。

[2] 攘：排逐，消除，抵御。

[3] 实热：邪气盛实之发热。

[4] 左金：据"实则泻其子"而组方，火为木之子，本方用黄连泻心火，火不刑金，则金旺而能制木。

[5] 六一：指黄连与吴茱萸两味药的用量比例为6：1。

再加芍药名戊己^[1]，九。热泻^[1]热痢^[2]服之安。戊为胃土，己为脾土，加芍药伐肝安脾，使木不克土。连附六一汤治胃痛，寒因热用理一般。黄连六两，附子一两。亦反佐也。

主治肝火亢盛，胃脘痛，呕吐酸水，其寒因热用与左金丸清泻肝火道理相同。

导赤散<small>淋小肠火</small>

导赤散，钱乙生地与木通，甘草梢竹叶四般攻。口糜（mí）^[3]淋痛^[4]小肠火，引热同归小便中。等份煎。生地凉心血，竹叶清心气，木通泻心火入小肠，草梢达肾茎而止痛。

导赤散由生地、木通、甘草梢，加竹叶煎制而成，有清心凉血、利水通淋之功效，主治心经热盛证，或心热下移于小肠，小便赤涩刺痛。对口舌生疮、淋痛、小肠之火，服用本方皆能上清心火引热从小便而出。

清骨散<small>骨蒸劳热</small>

清骨散用银柴胡，胡连秦艽鳖甲符。地骨青蒿（hāo）知母草，骨蒸^[5]劳热^[6]保无虞（yú）^[7]。银柴胡钱半，胡黄连、秦艽、鳖甲（童便炙）、地骨皮、青蒿、知母各一钱，甘草（炙）五分。地骨、胡连、知母以平内热，柴胡、青蒿、秦艽以散表邪，鳖甲引诸药入骨而补阴，甘草和诸药而泻火。

清骨散由银柴胡、胡黄连、秦艽、炙鳖甲、地骨皮、青蒿、知母、炙甘草组成，有清虚热、退骨蒸之功效，主治虚劳骨蒸。骨蒸劳热之人服用本方可使身体无忧。

---

［1］热泻：病证名，又名"热泄""火泻""火泄"。因热迫肠胃所致。

［2］热痢：病名。由肠胃酝热所致的痢疾。

［3］口糜：证名。口腔内泛现白色糜点，形如苔藓。多由阳明湿热熏蒸而发。

［4］淋痛：小便淋漓涩痛。

［5］骨蒸：自觉身体发热，其热很深，好像从骨髓蒸发出来，不易退去的表现。

［6］劳热：病证名。虚损骨蒸发热。由气血亏损，阳衰阴盛所致。常见骨蒸潮热、五心烦热等症。

［7］虞：忧虑。

普济消毒饮 大头天行

普济消毒饮，东垣芩连鼠[1]，玄参甘桔蓝根侣。升柴马勃连翘陈，僵蚕薄荷为末咀（jǔ）[2]。黄芩（酒炒）、黄连（酒炒）各五钱，玄参、甘草（生用）、桔梗、柴胡、陈皮（去白）各二钱，鼠粘子、板蓝根、马勃、连翘、薄荷各一钱，僵蚕、升麻各七分，末服，或蜜丸噙化。或加人参及大黄，虚者加人参，便秘加大黄。大头天行[3]力能御[4]。大头天行，亲戚不相访问，染者多不救。原文曰：芩、连泻心肺之火为君，玄参、陈皮、甘草泻火补肺为臣，连翘、薄荷、鼠粘、蓝根、僵蚕、马勃散肿消毒定喘为佐，升麻、柴胡散阳明、少阳二经之阳，桔梗为舟楫，不令下行为载。李东垣曰：此邪热客心肺之间，上攻头面为肿，以承气泻之，是为诛伐无过，遂处此方，全活甚众。

普济消毒饮由黄芩、黄连、牛蒡子、玄参、甘草、桔梗、板蓝根、升麻、柴胡、马勃、连翘、陈皮，加上僵蚕、薄荷为末而成。本方有疏风散邪、清热解毒之功效，主治大头瘟，风热疫毒之邪，壅于上焦。使用本方时可根据病证调整，体虚加入人参，便秘可加入大黄。

清震汤 雷头风

清震汤河间治雷头风[5]，升麻苍术两般充。二味，《局方》名升麻汤。荷叶一枝升胃气，邪从上散不传中。头面肿痛疙瘩，名雷头风，一云头如雷鸣。东垣曰：邪在三阳，不可过用寒药重剂[6]诛伐无过处，清震汤升阳解毒，盖取震为雷之义。

清震汤由升麻、苍术各五钱，全荷叶一个组成，有升清解毒、健脾燥湿之功效，主治雷头风。荷叶可升胃气，助辛温升散之药上行而发散，并保护胃气，使邪不传里。

---

[1] 鼠：鼠粘子，恶实的别名。又叫牛蒡子、大力子、荞翁菜、便牵牛、蝙蝠刺。

[2] 咀：嚼。

[3] 大头天行：又称大头瘟、大头病，大头风等。因感受天行邪毒侵犯三阳经络而引起的以头面焮红肿痛、发热为主要特征的瘟疫病。

[4] 御：抵挡，抵御，阻止。

[5] 雷头风：病名。指头痛兼有似雪鸣之响声，而头面则起核块的病证。

[6] 重剂：主治相似而药力峻猛的方剂。

桔梗汤 肺痈咳吐脓血

桔梗汤《济生》中用防己，桑皮贝母瓜蒌（lóu）子。甘枳当归薏杏仁，黄芪百合姜煎此。桔梗、防己、瓜蒌、贝母、当归、枳壳、薏苡仁、桑白皮各五分，黄芪七分，杏仁、百合、甘草各三分，姜煎。肺痈（yōng）[1]吐脓或咽干，便秘大黄可加使。一方有人参，无枳壳。黄芪补肺气，杏仁、薏仁、桑皮、百合补肺清火，瓜蒌、贝母润肺除痰，甘、桔开提气血，利膈散寒，防己散肿除风，泻湿清热，当归以和其血，枳壳以利其气。

桔梗汤由桔梗、防己、桑白皮、贝母、瓜蒌子、甘草、枳壳、当归、薏苡仁、杏仁、黄芪、百合，加生姜煎制而成，有清热补肺、利气除痰、消痈排脓之功效，主治肺痈吐脓血、咽干多渴之证。便秘者可在此方中加入大黄使用。

清咽太平丸 肺火咯血

清咽太平丸薄荷芎，柿霜甘桔及防风。犀（xī）角蜜丸治膈热，早间咯血[2]颊常红。两颊，肺肝之部。早间，寅卯木旺之时，木盛生火，来克肺金。薄荷十两，川芎、柿霜、甘草、防风、犀角各二两，桔梗三两，蜜丸。川芎，血中气药，散瘀升清；防风，血药之使，搜肝泻肺；薄荷理血散热，清咽除蒸；犀角凉心清肝，柿霜生津润肺，甘草缓炎上之火势，桔梗载诸药而上浮。

清咽太平丸由薄荷、川芎、柿霜、甘草、桔梗、防风、犀角组成，和白蜜制成药丸，有清热止血、清利咽喉之功效，主治膈上有热，肺燥阴伤证，症见肺火咳血，咽喉不清利，两颊泛红等。

消斑青黛饮 胃热发斑

消斑青黛饮，陶节庵栀连犀，知母玄参生地齐。石膏柴胡人参甘草，便实参去大黄跻（jī）[3]。去人

消斑青黛饮由青黛、栀子、黄连、犀角、知母、玄参、生地

---

[1] 肺痈：病名。肺部发生的痈疡。以骤起发热、咳嗽、胸痛、气急、咳腥臭脓血痰为主要表现。

[2] 咯血：咳嗽而出血，痰少血多，或大量咯吐鲜血。

[3] 跻：升，登。此指增加。

参，加入大黄。姜枣煎加一匙醋，阳邪[1]里实[2]此方稽（jī）[3]。发斑虽由胃热，亦诸经之火有以助之。青黛、黄连清肝火，栀子清心肺之火，玄参、知母、生地清肾火，犀角、石膏清胃火。引以柴胡，使达肌表，使以姜、枣，以和营卫。热毒入里，亦由胃虚，故以人参、甘草益胃。加醋者，酸以收之也。

黄、石膏、柴胡、人参、甘草组成。本方有泻火解毒、凉血化斑之功效，主治温病或伤寒化热，邪入营分证。便实者去人参，增加大黄，以通结泄热，加生姜、大枣煎制，加一匙醋服用。阳邪里实之人可将此方作为法式。

辛夷散 肺热鼻瘜

辛夷散严氏里藁本防风，白芷升麻与木通。芎细川芎、细辛甘草茶调服，鼻生息肉此方攻。肺经湿热，上蒸于脑，入鼻而生息肉，犹湿地得热而生芝菌也。诸药等份，末服三钱。辛夷、升麻、白芷能引胃中清阳上行头脑，防风、藁本能入巅顶燥热祛风，细辛散热通窍。川芎散郁疏肝，木通、茶清泻火下行，甘草甘平，缓其辛散也。

辛夷散由辛夷、藁本、防风、白芷、升麻、木通、川芎、细辛、甘草组成，清茶调服。此方有利窍升清、清热除湿之功效，主治肺虚又感风寒湿热之气证，症见鼻肉壅塞，涕出不止，或鼻生息肉，气息不通，不闻香臭。

苍耳散 风热鼻渊

苍耳散陈无择中用薄荷，辛夷白芷四般和。葱茶调服疏[4]肝肺，清升浊降鼻渊[5]瘥（chài）[6]。苍耳子（炒）二钱半，薄荷、辛夷各五钱，白芷一两，末服。凡头面之疾，皆由清阳不升，浊阴逆上所致。浊气上灼于脑，则鼻流浊涕为渊。数药升阳通窍，除湿散风，故治之也。

苍耳散由苍耳子、薄荷叶、辛夷、白芷四味药组成，有清热疏风、通利鼻窍之功效，主治鼻渊。本方用葱茶调服，方中薄荷疏肝泻肺，清利头目，诸药并用使清阳上升、浊阴下降，鼻渊痊愈。

[1] 阳邪：指具有阳属性的病邪，即六淫病邪中的风、暑、燥、火四种邪气。亦指侵犯人体阳经的邪气。

[2] 里实：外邪入里化热，结于胃肠而出现壮热、烦渴、腹痛、便秘等腑实证候。

[3] 稽：准则，法式。

[4] 疏：疏导，疏通。

[5] 鼻渊：病名。以鼻流浊涕，量多不止，常伴有头痛、鼻塞、嗅觉减退为主要表现的疾病。

[6] 瘥：病愈。

妙香散 惊悸梦遗

妙香散，王荆公山药与参芪，甘桔二茯远志随。少佐辰砂木香麝，惊悸（jì）[1]郁结[2]梦中遗。山药二两（乳汁炒），人参、黄芪（蜜炙）、茯苓、茯神、远志（炒）各一两，桔梗、甘草各三钱，辰砂二钱，木香二钱半，麝香一钱，为末，每服二钱，酒下。山药固精，参、芪补气，远志、二茯清心宁神，桔梗、木香疏肝清肺，辰、麝镇心，散郁辟邪，甘草补中，协和诸药，使精、气、神相依，邪火自退。不用固涩之药，为泄遗良剂，以其安神利气，故亦治惊悸郁结。

妙香散由山药、人参、黄芪、甘草、桔梗、茯苓、茯神、远志、少许辰砂、木香、麝香组成。本方有安神宁志、涩精止遗之功效，主治忧思郁结、惊悸不安、梦遗失精之证。

---

[1]惊悸：无故自惊而悸动不宁。

[2]郁结：积聚不得发泄。

除痰之剂

十首　附方五

二陈汤—切痰饮

二陈汤《局方》用半夏陈，益以茯苓甘草臣。半夏（姜制）二钱，陈皮（去白）、茯苓各一钱，甘草五分，加姜煎。利气调中兼去湿，一切痰饮[1]此为珍。陈皮利气，甘草和中，苓、夏除湿，湿除气顺，痰饮自散。导痰汤内加星枳，顽痰胶固[2]力能驯[3]。加胆星以助半夏，加枳实以成冲墙倒壁之功。若加竹茹与枳实，汤名温胆可宁神。二陈汤加竹茹、枳实，名温胆汤，治胆虚不眠。润下丸丹溪仅陈皮草，利气祛痰妙绝伦。陈皮（去白）八两，盐五钱（水浸洗），甘草二两。蜜炙，蒸饼糊丸，姜汤下。或将陈皮盐水煮晒，同甘草为末，名二贤散，不可多服，恐损元气。

二陈汤用半夏、陈皮加上白茯苓、炙甘草组成，有燥湿化痰、理气和中之功效，是治疗一切痰饮的珍贵方剂。导痰汤(《妇人良方》)是本方加胆南星、枳实而成，有燥湿祛痰、行气开郁之功效，治疗顽痰胶固卓有成效。本方若加上竹茹、枳实，名为"温胆汤"，有理气化痰、清胆和胃、安神之功效，主治胆胃不和，痰热内扰。润下丸仅用陈皮、炙甘草两味药，利气祛痰功效绝妙，主治膈中痰饮，症见积块少食。

涤痰汤中风痰证

涤（dí）痰汤严氏用半夏星，甘草橘红参茯苓。

涤痰汤由姜制半夏、胆南

---

[1]痰饮：病名。由体内水湿不化所酿生。《赤水玄珠》卷六载曰："痰饮，胶固稠粘者，痰也；清而稀薄者，饮也。"

[2]胶固：牢固。

[3]驯：使顺服。

竹茹菖蒲兼枳实，痰迷[1]舌强[2]服之醒。治中风痰迷心窍，舌强不能言。半夏（姜制）、胆星各二钱半，橘红、枳实、茯苓各三钱，人参、菖蒲各一钱，竹茹七分，甘草五分，加姜煎，此即导痰汤。加人参扶正，菖蒲开窍，竹茹清金。

星、甘草、橘红、人参、茯苓、竹茹、石菖蒲、枳实组成，有涤痰开窍之功效，主治中风之痰迷心窍，症见舌强不能言。

青州白丸子风痰惊悸

青州白丸星夏并，白附川乌俱用生。晒露糊丸姜薄引，风痰[3]瘫痪[4]小儿惊[5]。半夏（水浸去衣）七两，南星、白附子各二两，川乌（去皮、脐）五钱。四味俱生用，为末，袋盛，水摆出粉，再擂再摆，以尽为度，瓷盆盛贮，日晒夜露，春五夏三秋七冬十日，糯米糊丸，姜汤下，瘫痪，酒下，惊风，薄荷汤下。痰之生也，由于风寒湿。星、夏辛温，祛痰燥湿；乌、附辛热，散寒逐风。浸而曝之，杀其毒也。

青州白丸子由生天南星、生半夏、生白附子、生川乌制成，日晒夜露糯米糊丸，姜汤或薄荷汤服下。本方有燥湿散寒、祛风化痰之功效，主治风痰、瘫痪、小儿惊风等证。

清气化痰丸顺气行痰

清气化痰丸星夏橘，杏仁枳实瓜蒌实。芩苓姜汁为糊丸，气顺火消痰自失。半夏（姜制）、胆星各两半，橘红、枳实（麸炒）、杏仁（去皮尖）、瓜蒌仁（去油）、黄芩（酒炒）、茯苓各一两，姜制，糊丸，淡姜汤下。气能发火，火能生痰。陈、杏降逆气，枳实破滞气，芩、桔平热气，星、夏燥湿气，茯苓行水气。水湿火热，皆生痰之本也，故化痰

清气化痰丸由胆南星、半夏、橘红、杏仁、枳实、瓜蒌仁、黄芩、茯苓组成，姜汁为糊制成药丸。本方有清热化痰、理气止咳之功效，主治痰热内结症。服用本方可使气顺，火消，痰消除。

---

[1]痰迷：痰漫窍闭，如痴如迷。头脑发昏，癫痫。

[2]舌强：证名。舌体强硬，活动不灵，舌体伸缩不自然、谈吐不利。

[3]风痰：痰扰肝经的病证。或素有痰疾，因感受风邪或风热，怫郁而发的病证。

[4]瘫痪：病证名。肢体痿弱不用的病证。多因肝肾亏虚，气血不足，复因风、寒、湿、热、痰、瘀等邪气侵袭经络所致。

[5]小儿惊：指小儿惊风，又称"惊厥"。小儿时期常见的一种危急病证，以出现抽搐、昏迷为主要特征。

必以清气为先。

常山饮_{痰疟}[1]

常山饮《局方》中知贝取，乌梅草果槟榔聚。姜枣酒水煎露之，劫[2]痰截[3]疟功堪诩（xǔ）[4]。常山（烧酒炒）二钱，知母、贝母、草果（煨）、槟榔各一钱，乌梅二个，一方加穿山甲、甘草。疟未发时，面东温服。知母治阳明独胜之热，草果治太阴独胜之寒，二经和则阴阳不致交争矣。常山吐痰行水，槟榔下气破积，贝母清火散痰，乌梅敛阴退热。须用在发散表邪及提出阳分之后为宜。

常山饮主治疟疾，由常山、知母、贝母、乌梅、草果、槟榔、生姜、大枣组成，水酒煎制，露一宿服之，能劫痰截疟，功效值得夸赞。

礞石滚痰丸_{顽痰怪病}

滚痰丸王隐君用青礞（méng）石，大黄黄芩沉水香。百病多因痰作祟（suì）[5]，顽痰[6]怪证力能匡[7]。青礞石一两，用焰硝一两，同入瓦罐，盐泥固济，煅（duàn）至石色如金为度，大黄（酒蒸）、黄芩（酒洗）各八两，沉香五钱，为末，水丸，姜汤下，量虚实服。礞石慓悍，能攻陈积伏匿之痰；大黄荡实热，以开下行之路；黄芩凉心肺，以平上僭之火；沉香能升降诸气，以导诸药，为使。然非实体不可轻投。

礞石滚痰丸由礞石、熟大黄、黄芩、沉香组成，有泻火逐痰之功效，主治实热老痰作祟的各种病证，顽痰怪症皆能治愈。

---

[1]痰疟：属中医学"疟疾"范畴，指感受疟邪，触发宿痰而病。症见寒热交作，休作有时，呕吐痰沫，甚则昏迷。

[2]劫：祛除。

[3]截：阻挡，拦截。

[4]诩：夸赞。

[5]祟：鬼神作怪害人。

[6]顽痰：即老痰、结痰、郁痰。坚结胶固之痰。此处指痰阻心窍而致癫狂者。

[7]匡：纠正。

金沸草散 咳嗽多痰

金沸草散《活人》前胡辛，半夏荆甘赤茯因。煎加姜枣除痰嗽，肺感风寒头目颦（pín）[1]。旋覆花、前胡、细辛各一钱，半夏五分，荆芥钱半，甘草（炙）三分，赤茯苓六分。风热上壅，故生痰作嗽。荆芥发汗散风，前胡、旋覆消痰降气，半夏燥痰散逆，甘草发散缓中，细辛温经，茯苓利湿，用赤者，入血分而泻丙丁也。局方金沸草散不用细辛茯，加入麻黄赤芍均。治同。

《类证活人书》中的金沸草散由旋覆花（即金沸草的花）、前胡、细辛、半夏、荆芥穗、炙甘草、赤茯苓组成，加生姜、大枣煎服，有消痰降气、发散风寒之功效，主治中脘停痰，外感风寒证，症见咳嗽痰多，肺感风寒，头目昏痛，鼻音声重等。《太平惠民和剂局方》的金沸草散系本方去细辛、赤茯苓，加入等量的麻黄、赤芍而成。

半夏天麻白术汤 痰厥头痛

半夏天麻白术汤，东垣。参芪橘柏（bò）及干姜。苓泻麦芽苍术曲，太阴痰厥[2]头痛良。半夏、麦芽各钱半，白术、神曲（炒）各一钱，人参、黄芪、陈皮、苍术、茯苓、泽泻、天麻各五分，干姜三分，黄柏（酒洗）二分。痰厥，非半夏不能除；风虚，非天麻不能定。二术燥湿益气，黄芪泻火补中，陈皮调气升阳，苓、泻泻热导水，曲、麦化滞助脾，干姜以涤中寒，黄柏以泻在泉少火也。

半夏天麻白术汤由半夏、天麻、白术、人参、黄芪、陈皮、黄柏、干姜、白茯苓、泽泻、麦芽、苍术、炒神曲组成。本方有健脾化饮、息风定眩之功效，主治太阴痰厥头痛，症见头痛欲裂，咳痰稠黏，眼黑头眩，恶心烦闷，身重如山，四肢厥冷等。

顺气消食化痰丸 酒食生痰

顺气消食化痰丸，瑞竹堂。青皮星夏菔（fú）子苏攒（cuán）[3]。曲麦山楂葛杏附，蒸饼为糊姜汁

顺气消食化痰丸由青皮、陈皮、胆南星、半夏、生莱菔子、

---

[1] 颦：皱眉。此处指疼痛。

[2] 痰厥：因痰盛气闭而引起四肢厥冷，甚至昏厥的病证。

[3] 攒：聚集。

抟（tuán）[1]。半夏（姜制）、胆星各一斤，陈皮（去白）、青皮、苏子、沉香（水炒）、莱菔子、生姜、麦芽（炒）、神曲（炒）、山楂（炒）、葛根、杏仁（去皮尖，炒）、香附（醋炒）各一两，姜汁和，蒸饼为糊丸。痰由湿生，星、夏燥湿；痰因气升，苏子、杏仁降气；痰因气滞，青、陈、香附导滞，痰生于酒食，曲、葛解酒，楂、麦消食。湿去食消，则痰不生，气顺则喘满[2]自止矣。

炒苏子、炒神曲、炒麦芽、炒山楂、葛根、杏仁、香附组成，用姜汁和蒸饼煮糊，捏成药丸服用。本方有消食化痰、理顺气机之功效，主治酒湿食积生痰，症见痰多而黏，胸膈胀闷，早晨咳嗽等。

截疟七宝饮 祛痰截疟

截疟七宝饮，《易简》常山果，槟榔朴（pò）草青陈伙。水酒合煎露一宵，阳经实疟服之妥[3]。常山（酒炒）、草果（煨）、槟榔、厚朴、青皮、陈皮、甘草等份。水酒各半煎露之，发日早晨面东温服。常山吐痰，槟榔破积，陈皮利气，青皮伐肝，厚朴平胃，草果消膏粱之痰。加甘草入胃，佐常山引吐也。

截疟七宝饮由常山、草果、槟榔、厚朴、炙甘草、青皮、陈皮组成，水酒各半煎制，露一宿，晨起空腹服用。本方有劫除疟痰、截止发作之功效，主治阳经实疟久发不止。阳经实疟之人服用疗效佳。

---

[1] 抟：揉捏成丸。
[2] 喘满：证名。气喘而有胸部满闷的证候，多由痰气壅阻，水饮射肺或脾湿酿痰，肾虚失纳所致。
[3] 妥：安定，稳定。

收涩之剂

九首 附方一

金锁固精丸 梦遗精滑

金锁固精丸芡莲须，龙骨蒺藜（jí lí）牡蛎需。莲粉为糊丸盐酒下，涩精[1]秘（mì）[2]气滑遗无。芡实（蒸）、莲须蕊、沙苑蒺藜各二两，龙骨（酥炙）、牡蛎（盐水煮一日夜，煅粉）各一两，莲子粉为糊丸，盐汤或酒下。芡实固精补脾，牡蛎涩精清热，莲子交通心肾，蒺藜补肾益精，龙骨、莲须皆固精收脱之品。

金锁固精丸由芡实、莲须、龙骨、沙苑蒺藜、牡蛎组成，莲子粉糊制丸，淡盐水或酒服下，能补肾涩精秘气，主治遗精之肾虚精亏，精关不固证。服用本方能使遗精、滑泄完全解除。

茯菟丹 遗精消渴

茯菟丹《局方》疗精滑脱，菟苓五味石莲末。酒煮山药为糊丸，亦治强中[3]及消渴。强中者，下消之人，茎长兴盛，不交精出也。菟丝子十两（酒浸），五味子八两，白茯苓、石莲各三两，山药六两，酒煮为糊丸。漏精，盐汤下；赤浊，灯心汤下；白浊，茯苓汤下；消渴，米饮下。菟丝强阴益阳，五味涩精生水，石莲清心止浊，山药利湿固脾，茯苓甘淡渗湿，于补阴之中能泄肾邪也。

茯菟丹主治阴精滑脱之证。此方由菟丝子、白茯苓、五味子、石莲肉组成，酒煮山药成糊状，与以上药末混合制成药丸服用。本方有固肾涩精、镇益心神、渗湿止浊之功效，也可用来治疗强中及消渴证。

---

[1]涩精：又称涩精法。中医固涩法之一。运用具有收涩作用的药物，治疗肾虚不固所致的遗精、滑泄病证的治法。

[2]秘：通"密"，固密，收藏。

[3]强中：阴茎异常挺举，久不痿软，不交而精自流出的病证。

治浊固本丸_{湿热精浊}治浊固本丸湿热精浊

治浊固本丸莲蕊须，砂仁连柏（bò）二苓俱。益智半夏同甘草，清热利湿固兼驱。固本之中，兼利湿热。莲须、黄连（炒）各二两，砂仁、黄柏、益智仁、半夏（姜制）、茯苓各一两，猪苓二两，甘草（炙）三钱。精浊多由湿热与痰，连、柏清热，二苓利湿，半夏除痰。湿热多由郁滞，砂、智利气，兼能固肾强脾。甘草补土和中，莲须则涩以止脱[1]也。

治浊固本丸由莲须、砂仁、黄连、黄柏、茯苓、猪苓、益智仁、半夏和炙甘草组成，兼有清热利湿、益脾固肾之功效。本方主治胃中湿热，渗入膀胱证，症见小便下浊不止。

诃子散_{寒泻脱肛}

诃（hē）子散东垣用治寒泻[2]，炮姜粟（sù）壳橘红也。诃子（煨）七分，炮姜六分，罂粟壳（去蒂，蜜炙）、橘红各五分，末服。粟壳固肾涩肠，诃子收脱住泻，炮姜逐冷补阳，陈皮升阳调气。河间诃子散木香诃草连，仍用术（zhú）芍煎汤下。诃子一两半（生煨），木香五钱，黄连三钱，甘草二钱，为末煎，白术、白芍汤调服。久泻，以此止之，不止者，加入厚朴二钱。二方药异治略同，亦主脱肛[3]便血者。

诃子散用来治疗虚寒泄泻证。此方由煨诃子、炮姜、罂粟壳、橘红组成，有涩肠止泻、固肾收脱之功效。河间诃子散（《素问病机气宜保命集》）由诃子、木香、甘草、黄连组成，用白术、芍药煎汤服下，有涩肠止泻之功效，主治泻久腹痛渐已，泻下渐少。两方药物组成不同，但功效略同，皆主治便血及久泻而致脱肛者。前方有炮姜，温热性强，适用于虚寒下利；后方有黄连，适用于湿热下利脓血证。

桑螵蛸散_{便数健忘}

桑螵蛸（piāo xiāo）散寇宗奭治便数，参茯龙骨

桑螵蛸散主治小便频数。此

---

［1］止脱：指运用具有止脱固涩作用的药物治疗气陷下脱导致的滑泄遗精带下，或元气虚损导致的脱证的治疗方法。

［2］寒泻：病证名。即寒泄。多因寒气内袭，脾胃阳虚所致。症见大便清冷而稀，俨如鸭粪，腹中绵绵作痛，小便清白，或肠鸣腹痛，完谷不化。

［3］脱肛：又称脱肛痔，截肠。证名。直肠或直肠黏膜脱出肛门外的病证。

同龟壳。菖蒲远志及当归，补肾宁心健忘觉[1]。桑螵蛸（盐水炒），人参、茯苓（一用茯神）、龙骨（煅）、龟板（酥炙）、菖蒲（盐炒）、远志、当归等份，为末，临卧服二钱，人参汤下。治小便数而欠，补心虚，安神。虚则便数，故以人参、螵蛸补之；热则便欠，故以龟板滋之，当归润之。菖蒲、茯苓、远志并能清心热而通心肾，使心脏清则小肠之腑宁也。

方由桑螵蛸、人参、茯神、龙骨、龟甲、菖蒲、远志和当归组成，有调补心肾、宁心安神、涩精止遗的作用，主治遗尿之心肾两虚证，对健忘之证有效。

真人养脏汤 虚寒脱肛久痢

真人养脏汤，罗谦甫诃粟壳，肉蔻当归桂木香。术芍参甘为涩剂[2]，脱肛久痢早煎尝。诃子（面裹煨）一两二钱，罂粟壳（去蒂，蜜炙）三两六钱，肉豆蔻（面裹煨）五钱，当归、白术（炒）、白芍（酒浸）、人参各六钱，木香二两四钱，桂枝八钱，生甘草一两八钱，每服四钱。脏寒甚加附子，一方无当归，一方有干姜。脱肛由于虚寒，参、术、甘草以补其虚，官桂、豆蔻以温其寒。木香调气，当归和血，芍药酸以收敛，诃子、粟壳涩以止脱。

真人养脏汤由诃子、罂粟壳、肉豆蔻、当归、桂枝、木香、白术、白芍、人参、炙甘草组成，有温补脾肾、涩肠固脱之功效，主治脾肾虚寒之久泻久痢。脱肛、久痢之人当尽早服用本方。

当归六黄汤 自汗盗汗

当归六黄汤治汗出，醒而汗出曰自汗，寐而汗出曰盗汗。芪柏芩连生熟地。当归、黄柏、黄连、黄芩、二地等份，黄芪加倍。泻火固表复滋阴，汗由阴虚，归、地以滋其阴；汗由火扰，黄芩、柏、连以泻其火；汗由表虚，倍用黄芪，以固其表。加麻黄根功更异。李时珍曰：麻黄根走表，能引诸药至卫分而固腠理。或云此药太苦寒，胃弱气

当归六黄汤由当归、黄芪、黄柏、黄芩、黄连、生地黄、熟地黄组成，有清热滋阴、固表止汗之功效。此方主治阴虚有火证，症见盗汗发热，面赤口干，心烦唇燥，便难尿赤，舌红脉数。若加麻黄根，止汗功效更好。此药过于苦寒，胃弱气虚者当谨慎使用，以免损伤胃气。

---

[1] 觉：觉悟，省悟，使觉悟。

[2] 涩剂：即固涩剂，十剂之一。以酸敛固涩药物组成，用以治疗气血精液耗散、涌脱等证的方剂。

虚[1]在所忌。

柏子仁丸 阴虚盗汗

柏子仁丸人参术，麦麸（fū）牡蛎（mǔ lì）麻黄根。再加半夏五味子，阴虚盗汗枣丸吞。柏子仁（炒研去油）二两，人参、白术、牡蛎（煅）、麻黄根、半夏、五味子各一两，麦麸五钱，枣肉丸，米饮下。心血虚则卧而汗即出，柏仁养心宁神，牡蛎、麦麸凉心收脱，五味敛汗，半夏燥湿，麻黄根专走肌表，引参、术以固卫气。

柏子仁丸由柏子仁、人参、白术、麦麸、牡蛎、麻黄根、半夏、五味子组成。本方有养心宁神、清热收敛之功效，主治阴虚火旺之盗汗，症见夜寐不安、盗汗。阴虚盗汗之人，应将药末与枣肉混合制成药丸服用。

牡蛎散 阳虚自汗

阳虚自汗牡蛎散，黄芪浮麦麻黄根。牡蛎（煅研）、黄芪、麻黄根各一钱，浮小麦百粒，煎。牡蛎、浮麦凉心止汗，黄芪、麻黄根走肌表而固卫。扑法[2]芎藁糯米粉，扑汗法：白术、藁本、川芎各二钱半，糯米粉两半，为末，袋盛，周身扑之。或将龙骨牡蛎扪（mén）[3]。龙骨、牡蛎为末，合糯米粉等份，亦可扑汗。

牡蛎散主治心阴不足、心阳不潜之自汗。此方由黄芪、麻黄根、牡蛎、浮小麦组成，有固表敛汗之功效。扑法的芎藁牡蛎粉由牡蛎、川芎、藁本、糯米粉组成，诸药共研极细末，盛绢袋中，扑全身。其有止汗之功效，主治自汗不止。扪法的龙骨牡蛎粉由牡蛎、龙骨、糯米粉组成，研极细末，扑周身。其主治与前者相同。

按：牡蛎散为自汗而设，亦可用于盗汗。

---

[1]胃弱气虚：胃的受纳和消化水谷功能虚弱。此处指胃气虚弱的人。

[2]扑法：扑粉法，亦称"撒扑法"，是将药物研成细粉，撒扑于患处，以治疗疾病的方法。

[3]扪：按，摸。此指用粉扑。

杀虫之剂

二首

乌梅丸_{蛔厥}

乌梅丸仲景用细辛桂，人参附子椒姜继。黄连黄柏及当归，温脏安蛔[1]寒厥[2]剂。乌梅三百个（醋浸蒸），细辛、桂枝、附子（炮）、人参、黄柏各六两，黄连一斤，干姜十两，川椒（去核）、当归各四两。治伤寒厥阴证，寒厥吐蛔。虫得酸则伏，故用乌梅；得苦则安，故用连、柏；蛔因寒而动，故用附子、椒、姜；当归补肝，人参补脾，细辛发肾邪，桂枝散表风。程效倩曰：名曰安蛔，实是安胃。故仲景云：并主下痢。

乌梅丸由乌梅、细辛、桂枝、人参、附子、蜀椒、干姜、黄连、黄柏和当归组成，有温脏补虚、泄热安蛔之功效，主治蛔厥证，又治久痢、久泻。本方是治疗胃热肠寒蛔厥证的好方剂。

化虫丸_{肠胃诸虫}

化虫丸鹤虱及使君，槟榔芜荑（wú yí）苦楝（liàn）群。白矾胡粉糊丸服，肠胃诸虫永绝氛[3]。槟榔、鹤虱、苦楝根（东引者）、胡粉（炒）各一两，使君子、芜荑各五钱，枯矾一钱半，面糊丸，亦可末服。数药皆杀虫之品，单服尚可治之，荟萃为丸，而虫焉有不死者乎！

化虫丸由鹤虱、使君子、槟榔、芜荑、苦楝根皮、胡粉（即铅粉）、白矾组成。上述诸药研为细末，用酒煮面糊制成药丸服用，可驱除肠中各种寄生虫。本方主治肠中诸虫，症见发作时腹痛，往来上下、呕吐清水或吐蛔。

---

[1] 温脏安蛔：治法。用具有温阳散寒、安蛔止痛作用的方药，治疗因肠寒而使蛔虫窜扰所致的病证。

[2] 寒厥：阳衰寒胜所致的厥证。

[3] 氛：古代迷信指预示吉凶的云气。此指凶象之气。

痈疡之剂

六首　附方二

真人活命饮_{一切痈疽}

真人活命散金银花，金银花一名忍冬。防芷归陈草节加。贝母天花兼乳没（mò），穿山甲角刺酒煎嘉[1]。金银花二钱，当归（酒洗）、陈皮（去白）各钱半，防风七分，白芷、甘草节、贝母、天花粉、乳香各一钱，没药五分，二味另研。候药熟，下皂角刺五分，穿山甲三大片，铧蛤粉炒，去粉，用好酒煎服，恣饮尽醉。忍冬、甘草散热解毒，痈疡圣药，花粉、贝母清痰降火，防风、白芷燥湿排脓，当归和血，陈皮行气，乳香托里护心，没药散瘀消肿，山甲、角刺透经络而溃坚，加酒以行药势也。一切痈疽（yōng jū）[2]能溃散，已成者溃，未成者散。溃后忌服用毋（wú）[3]差。大黄便实可加使，铁器酸物勿沾牙。

真人活命饮由金银花、防风、白芷、当归尾、陈皮、甘草节、贝母、天花粉、乳香、没药、穿山甲、皂角刺组成，水酒各半煎服疗效佳。本方有清热解毒、消肿溃坚、活血止痛之功效，主治疮疡肿毒初起。服用本方一切疮疡肿毒初起皆能溃散消除，疮疡已溃者切忌服用此方，千万不要弄错。大便燥结者方中可加入大黄。本方煎煮不可用铁器或接触酸味物品，服药者也不可服食酸物。

金银花酒_{痈疽初起}

金银药酒加甘草，奇疡（yáng）[4]恶毒皆能保。

金银花酒由鲜金银花、甘

---

［1］嘉：同"佳"。

［2］痈疽：病证名。泛指损伤面较大较深的疮疡肿毒。

［3］毋：不要。

［4］疡：溃烂。

金银花五两（生者更佳），甘草一两，酒水煎一日一夜，服尽。护膜须用蜡矾（fán）丸，黄蜡二两，白矾一两，溶化为丸，酒服十丸，加至百丸则有力，使毒不攻心。一方加雄黄，名雄矾丸，蛇咬尤宜服之。二方均是疡科宝。

草、水、酒各半煎制而成，有消肿散瘀、托毒止痛之功效，主治一切热毒痈疽恶疮，及肿痛肠痈初起。若要护膜托里、使毒不攻心，需用黄蜡、白矾组成的蜡矾丸，两方皆是疡科的宝贵药方。

托里十补散 补里散表

托里十补散，即《局方》十宣散参芪芎，归桂白芷及防风。甘桔厚朴（pò）酒调服，痈疡脉弱赖之充。人参、黄芪、当归各二钱，川芎、桂心、白芷、防风、甘草、桔梗、厚朴各一钱，热酒调服。参、芪补气，当归和血，甘草解毒，防风发表，厚朴散满，桂、芷、桔梗排脓，表里气血交治，共成内托之功。

托里十补散由人参、黄芪、川芎、当归、桂心、白芷、防风、甘草、桔梗、厚朴组成，有益气和血、温通消散之功效，主治痈疡初起，症见毒重痛甚，形体羸瘦，脉弱无力。本方需用热酒调制服下，痈疡、脉弱无力之人皆依赖它。

托里温中汤 寒疡内陷

托里温中汤，孙彦和姜附羌，茴木丁沉共四香。陈皮益智兼甘草，寒疡[1]内陷[2]呕泻[3]良。附子（炮）四钱，炮姜、羌活各三钱，木香钱半，茴香、丁香、沉香、益智仁、陈皮、甘草各二钱，加姜五片煎。治疮疡变寒内陷，心痞、便溏、呕呃、昏聩。疡寒内陷，故用姜、附温中助阳，羌活通关节，炙草益脾元，益智、丁、沉以止呃进食，茴、木、陈皮以散满除痞。此孙彦和治王伯禄臂疡，盛夏用此，亦舍时从症之变法也。

托里温中汤由炮姜、炮附子、羌活、四香（即茴香、木香、丁香、沉香）、陈皮、益智仁、炙甘草组成，有温中托毒、散寒消痞之功效，是治疗寒性疮疡内陷及呕吐泄泻的良方。

---

[1]寒疡：冻疮。

[2]内陷：病名。凡生疮疡，正不胜邪，毒不外泄，反陷入里，客于营血，内传脏腑，称之为"内陷"。根据病因及临床表现，分为火陷、干陷、虚陷三种类型。

[3]呕泻：呕吐腹泻。

托里定痛汤 内托止痛

托里定痛汤四物兼，地黄、川芎、当归、白芍。乳香没药桂心添。再加蜜炒罂粟壳，溃疡虚痛[1]去如拈（niān）[2]。罂粟壳收涩，能止诸痛；桂心、四物活血，托里充肌。乳香能引毒气外出，不致内攻，与没药并能消除痈肿止痛。

托里定痛汤由四物汤（当归、白芍、川芎、熟地黄）加上乳香、没药、桂心、蜜炙罂粟壳组成。本方有托里生肌、消肿止痛之功效。服用本方能轻松治愈痈疽溃后不敛及血虚疼痛之证。

散肿溃坚汤 消坚散肿

散肿溃坚汤，东垣知柏（bò）连，花粉黄芩龙胆宣。升柴翘葛兼甘桔，归芍棱莪（é）昆布全。黄芩八钱半（酒炒半生用），知母、黄柏（bò）（酒炒）、花粉、胆草（酒炒）、桔梗、昆布各五钱，柴胡四钱，升麻、连翘、甘草（炙）、三棱（酒炒）、莪术（é zhú）（酒洗炒）各三钱，葛根、归尾（酒洗）、白芍（酒炒）各二钱，黄连二钱，每服五六钱，先浸后煎。连翘、升、葛解毒升阳，甘、桔、花粉排脓利膈，归、芍活血，昆布散痰，棱、莪破血[3]行气，龙胆、知、柏、芩、连大泻诸经之火也。

散肿溃坚汤由知母、黄柏、黄连、天花粉、黄芩、龙胆草、升麻、柴胡、连翘、葛根，加炙甘草、桔梗、当归尾、芍药、三棱、莪术、昆布组成。本方有泻火散结、消肿溃坚之功效，主治马刀疮，症见疮痈结硬如石，或在耳下至缺盆中，或于肩上，或于胁下；及瘰疬遍于颏，或至颊车，坚而不溃；或上述二证已破流水者。

按：瘰疬生于颈项两侧，小者为瘰，大者为疬，连贯如串者为瘰疬。形长如蛤蜊，色赤而坚，痛如火烙者为马刀疮。

---

[1]虚痛：由于身体阴阳气血虚弱引起的疼痛。

[2]拈：用手指搓捏东西。

[3]破血：活血。

经产之剂

十二首　附方二十一

妇人诸病与男子同，惟行经妊娠，则不可例治，故立经产一门。

妊娠六合汤妊娠伤寒

海藏妊娠六合[1]汤，四物为君妙义长。当归、地黄、川芎、白芍。伤寒[2]表虚[3]地骨桂，表虚自汗，发热恶寒，头痛脉浮，四物四两，加桂枝、地骨皮各七钱，二药解肌实表，名表虚六合汤。表实[4]细辛兼麻黄。头痛身热，无汗脉紧，四物四两，加细辛、麻黄各五钱，二药温经发汗，名表实六合汤。少阳[5]柴胡黄芩入，寒热胁痛，心烦善呕，口苦脉弦，为少阳证。加柴胡解表，黄芩清里，名柴胡六合汤。阳明[6]石膏知母藏。大热烦渴，脉大而长，为阳明证，加白虎汤清肺泻胃，名石膏六合汤。小便不利加苓泻，加茯苓、泽泻利水，名茯苓六合汤。不眠黄芩栀子良。汗下后不得眠，加黄芩、栀子养阴除烦，名栀子六

王好古的妊娠六合汤，以四物汤（熟地黄、白芍、当归、川芎）为主，具有养血安胎的神妙含义，主治妊娠而病伤寒。治疗伤寒表虚，加入地骨皮、桂枝，即表虚六合汤；治疗表实，加入细辛和麻黄，即表实六合汤；治疗少阳为病，加入柴胡、黄芩，即柴胡六合汤；治疗阳明为病，加入石膏、知母，即石膏六合汤；治疗小便不利，加入茯苓和泽泻，即茯苓六合汤；治疗失眠不寐，加入黄芩、栀子（栀子六合汤）疗效更好；治疗风湿，加入防风和苍术，即风湿六合汤；治疗温毒发斑，加入升麻、

---

[1] 六合：本组方剂均以四物汤为主，根据六经辨证分别加入两味适当的药，故称"六合"。

[2] 伤寒：感受风寒之邪引起的外感热病。

[3] 表虚：病证名。属表证的一种。指卫外阳气不足，腠理不固，营阴不能内守所出现的证候。

[4] 表实：病证名。属表证的一种。指外邪侵袭，阳气集于肌表，正邪相争，腠理密闭所出现的证候。

[5] 少阳：邪犯少阳，枢机不运，经气不利。

[6] 阳明：病邪入里化热，燥热亢盛，消灼津液。

合汤。风湿防风与苍术，兼风兼湿，肢节烦痛，身热脉浮，加防风搜风，苍术燥湿，名风湿六合汤。温毒发斑升翘长。胎动血漏名胶艾，伤寒汗下后，胎动漏血，加阿胶、艾叶养血安胎，名胶艾六合汤。虚痞[1]朴实颇相当。胸满痞胀，加厚朴、枳实炒，散满消痞，名朴实六合汤。脉沉寒厥[2]益桂附，身冷，拘急腹痛，脉沉，亦有不得已而加附子、肉桂散寒回阳者，名附子六合汤。便秘蓄血[3]桃仁黄。大便秘，小便赤，脉实数，或膀胱蓄血，亦有加桃仁、大黄润燥通幽者，名大黄六合汤。安胎养血先为主，余因各症细参（cān）详[4]。后人法此治经水，过多过少别温凉。温六合汤加芩术，加黄芩、白术治经水过多，黄芩抑阳，白术补脾，脾能统血。色黑后期连附商。加黄连清热，香附行气，名连附六合汤。热六合汤栀连益，加栀子、黄连治血热妄行。寒六合汤加附姜。加炮姜、附子治血满虚寒。气六合汤加陈朴，加陈皮、厚朴治气郁经阻。风六合汤加艽羌。加秦艽、羌活治血虚风痉。此皆经产通用剂，说与时师好审量（liàng）[5]。

连翘，疗效更好；治疗胎动、血漏，加入阿胶、艾叶，即胶艾六合汤；治疗虚痞，加入厚朴、炒枳实的朴实六合汤能够担当；治疗脉沉寒厥，用加入肉桂和炮附子的附子六合汤更为有益；治疗便秘、蓄血，就用加入桃仁和大黄的大黄六合汤。治法当先以安胎养血为主，其余各种病证仔细参验各种方剂配伍。后人也效仿此法，治疗月经过多或过少，要辨清血热或血寒。温六合汤（黄芩六合汤）是四物汤加入黄芩和白术，有清热凉血、健脾统血之功，主治气虚血热证；治疗月经后期经色紫黑不畅，当考虑使用加入黄连、香附的连附六合汤；热六合汤加入黄连、栀子，更有益于养血调经、清热凉血，主治血虚有热证；四物汤加入干姜、附子即寒六合汤，主治血虚寒凝证；气六合汤是四物汤加入陈皮和厚朴，主治气郁经阻证；风六合汤是四物汤加入秦艽和羌活，主治产后痉厥。这些都是妇科经产的通用方剂，说给现在的医师要仔细审查病证、临床参酌使用。

胶艾汤 胎动漏血

胶艾汤《金匮》中四物先，阿胶艾叶甘草全。阿胶、川芎、甘草各二两，艾叶、当归各三两，芍药、地黄各四两，酒水煎，内阿胶烊化服。四物养血，阿胶补阴，艾叶补阳，甘草和胃，加酒行经。妇人良方单胶艾，亦名胶艾

胶艾汤由熟地黄、当归、白芍、川芎四味药，加上阿胶、艾叶、甘草组成，有补血止血、调经安胎之功效，主治妇人冲任虚损证。《妇人大全良方》中的胶艾汤单由阿胶(蛤粉炒)、艾叶组

[1]虚痞：病证名。指无物无滞的痞证。由饮食伤中，劳倦过度，或脏腑阴阳亏损，气机斡旋无力所致。

[2]寒厥：阳衰寒胜所致的厥证。

[3]蓄血：证候名。风寒表邪不解，化热入里，邪热与瘀血结于少腹，以少腹急结或硬满，小便自利，烦躁如狂或发狂，善忘，大便色黑，脉沉涩或沉结为常见症。

[4]参详：详细地观察，研究。

[5]审量：考察衡量，估量。

汤。胎动血漏[1]腹痛痊。胶艾四物加香附，香附用童便、盐水、酒、醋各浸三日，炒。方名妇宝丹调经专。

成，有止血安胎之功效，主治胎动不安、腹痛漏血之证。阿胶、艾叶、熟地黄、当归、白芍、川芎，再加香附，名为"妇宝丹"，有养血和血、行气调经之功效，主治血虚兼寒证，症见月经不调。

当归散养血安胎

当归散《金匮》益妇人妊，术芍芎归及子芩。安胎养血宜常服，产后胎前[2]功效深。妇人怀妊，宜常服之，临盆易产，且无众疾。当归、川芎、芍药、黄芩各一斤，白术半斤，为末，酒调服。丹溪曰：黄芩、白术，安胎之圣药。盖怀妊宜清热凉血，血不妄行则胎安。黄芩养阴退阳，能除胃热；白术补脾，亦除胃热。脾胃健则能化血养胎，自无半产胎动血漏之患也。

当归散有益于妇人安胎养胎。此方由白术、芍药、川芎、当归、黄芩组成，有清热祛湿、养胎安胎之功效，主治妇人妊娠之血少有热证。需安胎养血的孕妇当经常服用，对产前养血安胎及治疗产后病卓有功效。

黑神散消瘀下胎

黑神散《局方》中熟地黄，归芍甘草桂炮姜。蒲黄黑豆童便酒，消瘀下胎[3]痛逆[4]忘。瘀血攻冲则作痛，胞胎不下，亦由血滞不行。诸药各四两，黑豆炒去皮，半斤酒、童便合煎。熟地、归、芍润以濡血，蒲黄、黑豆滑以行血，黑姜、官桂热以动血，缓以甘草，散以童便，行以酒力也。

黑神散由熟地黄、蒲黄、当归尾、赤芍、炙甘草、肉桂、干姜组成，用酒和童便一同煎后调服。本方有消瘀行血、下胎之功效，主治瘀血阻滞胞宫证，症见产后瘀血、恶露不尽，及胞衣不下。服用本方能解除产后腹痛。

清魂散产中昏晕

清魂散严氏用泽兰叶，人参甘草川芎协。荆芥

清魂散由泽兰叶、人参、炙甘草、川芎、荆芥组成，其中荆

---

[1] 血漏：即经漏。月经过多者。

[2] 胎前：指受孕至分娩前的整个怀孕时期。

[3] 下胎：运用中药、针灸等方法，促使孕妇腹中胚胎排出的治法。

[4] 逆：方向相反，不顺利，此处与痛互意，即疼痛。

理血兼祛风，产中昏晕神魂帖[1]。泽兰、人参、甘草（炙）各三分，川芎五分，荆芥一钱，酒调下。川芎、泽兰和血，人参、甘草补气。外感风邪，荆芥能疏血中之风。肝藏魂，故曰清魂。

芥有理血及疏散风邪之功效。本方能益气血，散外邪，治疗产后气血虚弱而致血晕疗效灵验。

羚羊角散 子痫

羚羊角散《本事方》杏薏仁，防独芎归又茯神。酸枣木香和甘草，子痫（xián）[2] 风中[3] 可回春。羚羊角屑一钱，杏仁、薏仁、防风、独活、川芎、当归、茯神、枣仁（炒）各五分，木香、甘草各二分半，加姜煎。治妊娠中风，涎潮僵仆，口噤瘛疭，名子痫。羚羊平肝火，防、独散风邪，枣、茯以宁神，芎、归以和血，杏仁、木香以利气，薏仁、甘草以调脾。

羚羊角散由羚羊角、杏仁、薏苡仁、防风、独活、川芎、当归、茯神、炒酸枣仁、木香、甘草组成，能清热镇痉，活血安胎，治疗妊娠中风及子痫证疗效好。

当归生姜羊肉汤 蓐劳

当归生姜羊肉汤，《金匮》。当归三两，生姜五两，羊肉一斤。产中腹痛蓐（rù）劳[4]匡。产后发热，自汗身痛，名蓐劳。腹痛者，瘀血未去，则新血自不生也。亦有加入参芪者，气能生血。羊肉辛热，用气血之属以补气血，当归引入血分，生姜引入气分，以生新血。加参、芪者，气血交补也。千金四物甘桂姜。千金羊肉汤，芎、归、芍、地、甘草、干姜、肉桂加羊肉煎。

当归生姜羊肉汤由当归、生姜、羊肉组成，有温中补虚、祛寒止痛之功效，主治妇人产后腹痛及蓐劳证。若加入人参、黄芪，即当归羊肉汤。其方有补益气血、祛寒止痛之功效，主治蓐劳。千金羊肉汤由干地黄、当归、芍药、川芎，加甘草、肉桂、生姜组成。其方有养血补虚、散寒止痛之功效，主治产后虚羸，腹中绞痛，自汗，还可治疗气滞寒凝之寒疝，腹中痛，胁痛里急。

---

[1]神魂帖：写有安定心神文字的符咒，此处用来比喻本方疗效灵验。

[2]子痫：指孕妇妊娠晚期或临产时或新产后，眩晕头痛，突然昏不知人，两目上视，手足抽搐，全身强直，少顷即醒，醒后复发，甚至昏迷不醒的疾病。又称"妊娠痫证"。

[3]风中：风邪侵袭经络筋脉之证，以肌肤麻木、瘙痒，或突发口眼㖞斜等为常见症状。

[4]蓐劳：又名"产后痨"。因产后气血耗伤，摄生不慎，感受风寒或忧劳思虑等所致。症见虚羸喘乏，寒热如疟，头痛自汗，肢体倦怠，咳嗽气逆，胸中痞，腹绞痛或刺痛等。

达生散易生易产

达[1]生散，丹溪紫苏大腹皮，达，小羊也，取其易生。参术甘陈归芍随。再加葱叶黄杨脑，孕妇临盆先服之。大腹皮三钱，紫苏、人参、白术（土炒）、陈皮、当归（酒洗）、白芍（酒洗）各一钱，甘草（炙）三钱，青葱五叶，黄杨脑七个，煎。归、芍以益其血，参、术以补其气，陈、腹、苏、葱以疏其壅。不虚不滞，产自无难矣。若将川芎易[2]白术，紫苏饮子严氏子悬[3]宜。胎气不和，上冲心腹，名子悬。

达生散由紫苏、大腹皮、人参、白术、炙甘草、陈皮、当归、芍药加葱叶、黄杨脑子（即叶梢）煎制而成，有补气养血、顺气安胎之功效，主治气血虚弱导致的胎产不顺。孕妇临盆宜先服之。若用川芎替换白术，名为"紫苏饮"，有顺气和血安胎止痛之功效，主治子悬、胎气不和、胀满疼痛。

参术饮妊娠转胞

妊娠转胞[4]参术饮，丹溪。转胞者，气血不足，或痰饮阻塞，胎为胞逼，压在一边，故脐下急痛，而小便或数或闭也。芎芍当归熟地黄。炙草陈皮留白兼半夏，气升胎举自如常。此即人参汤除茯苓，加陈皮、半夏以除痰，加姜煎。

参术饮由人参、白术、川芎、白芍、当归、熟地黄、甘草、陈皮、半夏组成，有补益气血、升气举胎之功效，主治妊娠转胞，症见脐下急痛，小便频数或不通。气血虚弱的孕妇服用本方能使气得升降，胎位正常。

牡丹皮散血瘕

牡丹皮散《妇人良方》延胡索，归尾桂心赤芍药。牛膝棱莪酒水煎，气行瘀散血瘕（jiǎ）[5]削[6]。瘕

牡丹皮散由牡丹皮、延胡索、当归尾、桂心、赤芍、牛膝、莪术、三棱组成，水酒各半

---

[1] 达：即小羊，其生甚易，此处指难产服本方后能使生产顺利。

[2] 易：替换。

[3] 子悬：指妊娠胸胁胀满，甚或喘急，烦躁不安者，又称"胎上逼心"。

[4] 转胞：胞，通脬，膀胱也。转胞，病名。脐下急痛，小便不通之证。指妊娠小便不通，即孕妇因胎压迫膀胱，出现下腹胀而微痛的一种病证，多与中气不足有关。

[5] 血瘕：因瘀血聚积所生的有形肿块，为八瘕之一。

[6] 削：通"消"，消散。

血凝聚则成癥。丹皮、延胡索、归尾、桂心各三分，赤芍、牛膝、莪术各六分，三棱四分，酒水各半煎。桂心、丹皮、赤芍、牛膝以行其血，三棱、莪术、归尾、延胡索兼行血中气滞、气中血滞，则结者散矣。

煎服，有化瘀行滞之功效，主治瘀血凝聚所致血癥。服用本方能使气血周流，经脉通畅，瘀血消散。

固经丸 经多崩漏

固经丸《妇人良方》用龟板君，黄柏樗皮香附群。黄芩芍药酒丸服，漏下崩中色黑殷（yān）[1]。治经多不止，色紫黑者，属热。龟板（炙）四两，黄柏（酒炒）、芍药（酒炒）各二两，樗皮（炒）、香附（童便浸炒）各两半，黄芩（酒炒）二两，酒丸。阴虚不能制胞络之火，故经多。龟板、芍药滋阴壮水，黄芩清上焦，黄柏泻下焦，香附辛以散郁，樗皮涩以收脱。

固经丸由龟板、黄柏、椿根皮、香附、黄芩、白芍组成，酒糊为丸，温开水送服或水煎服。本方有滋阴清热、止血固经之功效，主治阴虚内热，迫血妄行之崩漏月经过多，症见经行不止，崩中漏下，血色深红等。

柏子仁丸 血少经闭

柏子仁丸《良方》熟地黄，牛膝续断泽兰芳。卷柏加之通血脉，经枯血少肾肝匡（kuāng）[2]。柏子仁（去油）、牛膝（酒浸）、卷柏各五钱，熟地一两，续断、泽兰各二两，蜜丸，米饮下。经曰：心气不得下降，则月事不来。柏子仁安神养心，熟地、续断、牛膝补肝益肾，泽兰、卷柏活血通经。

柏子仁丸由柏子仁、熟地黄、牛膝、泽兰、续断组成，加上卷柏活血通经，此方补肝益肾，养血安神，补血通经，主治血少经闭之证。

---

[1] 殷：深红或赤黑色。
[2] 匡：纠正。

附：使用杂方

望梅丸 生津止渴

望梅丸讱庵用盐梅肉，苏叶薄荷与柿霜。茶末麦冬糖共捣，旅行赍（jī）[1] 服胜琼浆[2]。盐梅肉四两，麦冬去心、薄荷叶（去梗）、柿霜、细茶各一两，紫苏叶（去梗）五钱，为极细末，白霜糖四两，共捣为丸，鸡子大。旅行带之，每含一丸，生津止渴，加参一两尤妙。

望梅丸由盐制梅肉、苏叶、薄荷、柿霜、细茶末、麦冬组成，加白糖捣作丸，有生津止渴、提神之功效，主治旅行中口渴。人们旅行时携带服用，胜过饮用美味的浆液。

骨灰固齿牙散 固齿

骨灰固齿牙散猪羊骨，腊月腌成煅（duàn）[3] 研之。骨能补骨咸补肾，坚牙健啖老尤奇。用腊月腌猪、羊骨，火煅，细研，每晨擦牙，不可间断。至老而其效益彰，头上齿骨亦佳。

骨灰固齿散由猪骨或羊骨组成，腊月腌制后火煅碾碎用，以骨补骨，以咸补肾，有补肾固齿作用，老年人用之最有奇效。

软脚散 远行健足

软脚散中芎芷防，细辛四味研如霜。轻撒鞋中行

软脚散由川芎、白芷、防

---

[1] 赍：持有，携带。

[2] 琼浆：用美玉制成的浆液，比喻美酒或甘美的浆汁。

[3] 煅：中药制法之一。把药材放在火里烧。

远道，足无篴疱（zhēn pào）[1]汗皆香。防风、白芷各五钱，川芎、细辛各二钱半，为末。行远路者，撒少许于鞋内，步履轻便，不生篴疱，足汗皆香。

风、细辛四味药组成，能活血舒筋，止痛除臭，并能起到润滑作用。主治远行足底生疱，脚臭。将其碾研成细末，旅行者远行时轻轻撒在鞋里，足底不会生疱，并能芳香除臭。

稀痘神方 小儿稀痘方

稀[2]痘神丹米以功三种豆，粉草细末竹筒装。腊月厕中浸（jìn）[3]洗净，风干配入梅花良。丝瓜藤丝煎汤服，一年一次三年光。用赤小豆、黑豆、绿豆、粉草各一两，细末，入竹筒中，削皮留节，凿孔入药，杉木塞紧，溶蜡封固，浸腊月厕中一月；取出，洗浸，风干。每药一两，配腊月梅花片三钱，以雪中花片落地者，不著人手，以针刺取更妙。如急出用，入纸套中略烘即干。儿大者服一钱，小者五分，以霜后丝瓜藤上小藤丝煎汤，空腹服。忌荤腥十二日，解出黑粪为验。每年服一次，二次可稀，三次永不出矣。又方蜜调忍冬末，顾骧宇。不住服之效亦强。金银花为末，糖调，不住服之。更有元参菟（tù）丝子，娄江王相公。蜜丸如弹空心尝。白酒调化日二次，菟丝子半斤（酒浸二宿，煮干去皮），元参四两，共为细末，蜜丸，弹子大，白酒调下，每日二次。或加犀（xī）麦生地黄。又方加生地、麦冬四钱，犀角二两。此皆验[4]过稀痘法，为力简易免仓皇。

稀痘神方由赤小豆、黑豆、绿豆组成，与甘草研成细末，装入竹筒，浸腊月厕中一月，取出洗净风干，配入梅花片（冰片），用丝瓜藤丝煎汤服用，能清热解毒，活血行气，治疗热毒壅聚，营气郁滞，气滞血瘀，聚而成形所致稀痘之证。每年服一次，三年治愈。本方亦可加金银花，糖调，连续服用加强疏散风热、清热解毒作用；或加玄参、菟丝子，不仅能清热解毒，还能补肾养阴，做蜜丸，白酒调下，每日两次；或加生地黄、麦冬、犀角，能滋阴清热，凉血解毒。这些方法对稀痘均有效，使用起来简易方便，可避免匆忙而慌张。

---

[1]篴疱：篴，同"针"。此处指针刺样感觉。疱，指皮肤表面出现的黄白色或半透明的小水疱。篴疱指远行使足生水疱或茧子等。

[2]稀：稀疏。

[3]浸：浸泡。

[4]验：有效果。